Lela Hakemi

Die Artefaktkrankheit: Wenn Patienten sich krank machen

Lela Hakemi

Die Artefaktkrankheit: Wenn Patienten sich krank machen

Häufigkeit im deutschsprachigen Raum, Umgang mit Patienten, Ursachen für verzögerte Diagnosestellung und Empfehlungen zur Diagnostik

Südwestdeutscher Verlag für Hochschulschriften

Impressum/Imprint (nur für Deutschland/ only for Germany)
Bibliografische Information der Deutschen Nationalbibliothek: Die Deutsche Nationalbibliothek verzeichnet diese Publikation in der Deutschen Nationalbibliografie; detaillierte bibliografische Daten sind im Internet über http://dnb.d-nb.de abrufbar.

Alle in diesem Buch genannten Marken und Produktnamen unterliegen warenzeichen-, marken- oder patentrechtlichem Schutz bzw. sind Warenzeichen oder eingetragene Warenzeichen der jeweiligen Inhaber. Die Wiedergabe von Marken, Produktnamen, Gebrauchsnamen, Handelsnamen, Warenbezeichnungen u.s.w. in diesem Werk berechtigt auch ohne besondere Kennzeichnung nicht zu der Annahme, dass solche Namen im Sinne der Warenzeichen- und Markenschutzgesetzgebung als frei zu betrachten wären und daher von jedermann benutzt werden dürften.

Verlag: Südwestdeutscher Verlag für Hochschulschriften Aktiengesellschaft & Co. KG
Dudweiler Landstr. 99, 66123 Saarbrücken, Deutschland
Telefon +49 681 37 20 271-1, Telefax +49 681 37 20 271-0
Email: info@svh-verlag.de
Zugl.: Witten-Herdecke, Universität Witten-Herdecke, Diss., 2004, überarb. 2010

Herstellung in Deutschland:
Schaltungsdienst Lange o.H.G., Berlin
Books on Demand GmbH, Norderstedt
Reha GmbH, Saarbrücken
Amazon Distribution GmbH, Leipzig
ISBN: 978-3-8381-1712-6

Imprint (only for USA, GB)
Bibliographic information published by the Deutsche Nationalbibliothek: The Deutsche Nationalbibliothek lists this publication in the Deutsche Nationalbibliografie; detailed bibliographic data are available in the Internet at http://dnb.d-nb.de.

Any brand names and product names mentioned in this book are subject to trademark, brand or patent protection and are trademarks or registered trademarks of their respective holders. The use of brand names, product names, common names, trade names, product descriptions etc. even without a particular marking in this works is in no way to be construed to mean that such names may be regarded as unrestricted in respect of trademark and brand protection legislation and could thus be used by anyone.

Publisher: Südwestdeutscher Verlag für Hochschulschriften Aktiengesellschaft & Co. KG
Dudweiler Landstr. 99, 66123 Saarbrücken, Germany
Phone +49 681 37 20 271-1, Fax +49 681 37 20 271-0
Email: info@svh-verlag.de

Printed in the U.S.A.
Printed in the U.K. by (see last page)
ISBN: 978-3-8381-1712-6

Copyright © 2010 by the author and Südwestdeutscher Verlag für Hochschulschriften Aktiengesellschaft & Co. KG and licensors
All rights reserved. Saarbrücken 2010

Inhaltsverzeichnis

1 **EINLEITUNG** 7

    1.1 Einführung 7
    1.2 Was sind Artefaktkrankheiten? 7
    1.3 Definitorische Probleme zum Thema Artefaktkrankheit 10
    1.4 Fragestellung 13

2 **METHODIK** 15

3 **DIFFERENTIALDIAGNOSTIK CHRONISCH ARTIFIZIELLER ERKRANKUNGEN ANHAND EINES PATIENTENBEISPIELS AUS DEM ALLGEMEINEN KRANKENHAUS HAGEN** 19

4 **ERGEBNISSE DER BEFRAGUNG VON 141 ÄRZTEN ZUM THEMA DER ARTEFAKTKRANKHEIT** 33

    4.1 Deskription 33
    4.2 Analytik 45

5 **DISKUSSION** 77

    5.1 Diskussion der Kasuistik 77
    5.2 Diskussion des Fragebogens 86

6 **SCHLUSSFOLGERUNG** 91

7 **ZUSAMMENFASSUNG** 93

    7.1 Einführung/Hintergrund 93
    7.2 Methodik 93
    7.3 Ergebnisse / Diskussion 94

VERZEICHNIS DER VERWENDETEN LITERATURQUELLEN 97

ANHANG A   **107**

Übersicht über ambulante und stationäre Aufenthalte der Patientin S., geboren 1960   107

ANHANG B   **111**

Fragebogen zur Artefaktkrankheit für Ärzte in der Inneren Medizin einer Universitätsklinik 111
Fragebogen zur Artefakt – Krankheit für Hausärzte   113

Verzeichnis der Abbildungen

Abbildung 1: Hb–Werte und Retikulozytenzahlen der Patientin S. vom 6.11 bis 2.12.98 31
Abbildung 2: BZ – Werte der Patientin S. vom 6.11. bis 2.12.98 32
Abbildung 3: Häufigkeitsverteilung der Jahre ärztlicher Tätigkeit 34
Abbildung 4: Ja-Antworten der Ärztegruppen auf die Frage: Kennen Sie die Begriffe Artefaktkrankheit, Münchhausen-Syndrom und Malingering? 35
Abbildung 5: Fallzahlen der Universitätsärzte 37
Abbildung 6: Fallzahlen der Hausärzte während ihrer Tätigkeit im Krankenhaus 38
Abbildung 7: Fallzahlen der Hausärzte während ihrer Tätigkeit in der Praxis 39
Abbildung 8: Antworten auf die Frage: Hatten Sie bereits Verdacht auf Artefaktkrankheit? 40
Abbildung 9: Antworten der Universitätsärzte auf die Frage: Bei wie vielen Patienten hatten Sie bereits Verdacht auf Artefaktkrankheit? 41
Abbildung 10: Antworten der Hausärzte auf die Frage: Bei wie vielen Patienten hatten Sie bereits Verdacht auf Artefaktkrankheit? 41
Abbildung 11: Antworten auf die Frage: Haben Sie die Patienten konfrontiert? 42
Abbildung 12: Antworten auf die Frage: Wie haben die Patienten auf die Konfrontation reagiert? 43
Abbildung 13: Antworten auf die Frage: Halten Sie eine Konfrontation für sinnvoll? 44
Abbildung 14: Algorithmus zur Diagnostik einer Artefaktkrankheit 81

Verzeichnis der Tabellen

Tabelle 1: Antwortverhalten (in Prozent) von Universitätsärzten (n=56) und Hausärzten (n=85) auf die Frage: Haben Sie bereits AK-Patienten gesehen? 36
Tabelle 2: Nicht verwertete Verdachtsmomente aus den Arztbriefen der Patientin S. 84

Verzeichnis der Tafeln

Tafel 1: Bekanntheitsgrade der Begriffe MSy vs. AK bei Hausärzten 45

Tafel 2: Bekanntheitsgrade der Begriffe MSy vs. AK bei Universitätsärzten 46

Tafel 3: Fälle von AK in Abhängigkeit von der Kenntnis des Begriffes bei Hausärzten während Tätigkeit in der Praxis 47

Tafel 4: Fälle von AK in Abhängigkeit von der Kenntnis des Begriffes bei Hausärzten während Tätigkeit im Krankenhaus 48

Tafel 5: Fälle von MSy in Abhängigkeit von der Kenntnis des Begriffes bei Hausärzten während Tätigkeit in der Praxis 49

Tafel 6: Fälle von MSy in Abhängigkeit von der Kenntnis des Begriffes bei Hausärzten während Tätigkeit im Krankenhaus 50

Tafel 7: Bekanntheitsgrad des Begriffes AK in Abhängigkeit von den JäT bei Hausärzten 51

Tafel 8: Bekanntheitsgrad des Begriffes MSy in Abhängigkeit von den JäT bei Hausärzten 52

Tafel 9: Fälle von AK in der Praxis in Abhängigkeit von den JäT bei Hausärzten 53

Tafel 10: Fälle von AK während der Tätigkeit im Krankenhaus in Abhängigkeit von den JäT bei Hausärzten 54

Tafel 11: Fälle von AK während Tätigkeit im Krankenhaus vs. Tätigkeit in der Praxis bei Hausärzten 55

Tafel 12: Fälle von AK bei Universitätsärzten vs. Hausärzten während der Tätigkeit im Krankenhaus 56

Tafel 13: Fälle von AK bei Universitätsärzten vs. Hausärzten während der Tätigkeit in der Praxis 57

Tafel 14: Fälle von AK bei Universitätsärzten vs. Hausärzten ≤ 20JäT während der Tätigkeit im Krankenhaus 58

Tafel 15: Fälle von AK bei Universitätsärzten vs. Hausärzten > 20JäT während der Tätigkeit im Krankenhaus 59

Tafel 16: Fälle von AK bei Universitätsärzten vs. Hausärzten ≤ 20JäT während der Tätigkeit in der Praxis 60

Tafel 17: Fälle von AK bei Universitätsärzten vs. Hausärzten > 20JäT während der Tätigkeit in der Praxis 61

Tafel 18: Verdacht auf AK bei Hausärzten ≤ 20JäT vs. >20 JäT 62

Tafel 19: Verdacht auf AK bei Universitätsärzten vs. Hausärzten 63

Tafel 20: Verdacht auf AK bei Universitätsärzten vs. Hausärzten ≤ 20JäT 64

Tafel 21: Verdacht auf AK bei Universitätsärzten vs. Hausärzten> 20JäT 65

Tafel 22: Sinn einer Konfrontation nach Meinung der Universitätsärzte vs. der Hausärzte 66

Tafel 23: Konfrontation der Patienten bei Verdacht durch Hausärzte in Abhängigkeit von den JäT 69

Tafel 24: Konfrontation der Patienten bei Verdacht durch Hausärzte vs. Universitätsärzte 70

Tafel 25: Konfrontation der Patienten bei Verdacht durch Universitätsärzte vs. Hausärzte mit JäT ≤ 20 71

Tafel 26: Konfrontation der Patienten bei Verdacht durch Universitätsärzte vs. Hausärzte mit JäT > 20 72

Tafel 27: Konfrontation der Patienten bei Verdacht und ‚sinnvoll halten' einer Konfrontation durch Hausärzte mit in Abhängigkeit von den JäT 73

Abkürzungsverzeichnis

AK:	Artefaktkrankheit
AKH:	Allgemeines Krankenhaus Hagen
BZ:	Blutzucker
DSM:	Diagnostisches und Statistisches Manual
DSM IV – R:	Revision des IV. Diagnostischen und Statistischen Manuals
EK:	Erythrozytenkonzentrat
H:	Hausarzt/Hausärzte
H JäT ≤ 20:	Hausarzt mit unter 20 Jahren ärztlicher Tätigkeit
H JäT > 20:	Hausarzt mit über 20 Jahren ärztlicher Tätigkeit
H – KH:	Hausarzt während seiner Tätigkeit im Krankenhaus
H – PR:	Hausarzt während seiner Tätigkeit in der Praxis
Hb:	Hämoglobin
JäT:	Jahre ärztlicher Tätigkeit
KH:	Krankenhaus
Ev. KH:	Evangelisches Krankenhaus
sKH:	städtisches Krankenhaus
MSY:	Münchhausen-Syndrom
ÖGD:	Ösophagogastroduodenoskopie
PR:	Praxis
UK:	Ärzte der Universitätsklinik

1 Einleitung

1.1 Einführung

Die vorliegende Arbeit befasst sich mit dem Problem von Artefaktkrankheiten. Synonyme Bezeichnungen sind nach Eckhard-Henn [33] artifizielle Störungen, selbstmanipulierte Krankheiten oder englisch factitious diseases bzw. factitious disorders. Im ersten Teil befasst sie sich mit der Krankengeschichte einer Patientin, die 20 Jahre lang zahlreiche Ärzte beschäftigte, bis die korrekte Diagnose erkannt wurde. Diese Krankengeschichte gibt Anlass, für einen besseren und professionelleren Umgang mit solchen Patienten ärztliches Handeln zu hinterfragen. Im zweiten Teil werden Ärzte (Internisten aus der Universitätsklinik Basel und niedergelassene Hausärzte aus Hagen) zum Thema der Artefaktkrankheit befragt, wobei es hauptsächlich um den Bekanntheitsgrad und das Management dieser speziellen Krankheit geht.

1.2 Was sind Artefaktkrankheiten?

Unter Artefakt-Patienten versteht man Patienten, die körperliche Symptome vortäuschen oder durch Manipulation an sich selbst erzeugen, um den Status eines organisch Kranken zu erhalten [28; 70]. Die Vortäuschung bzw. Manipulation erfolgt heimlich, und das Resultat ist in der Regel die getreue Kopie eines klassischen Krankheitsbildes der Inneren Medizin [11; 59; 67], Chirurgie [75; 78], Dermatologie [20], Urologie [38; 45; 89; 92], Neurologie [40; 54; 63] etc. Ein Beispiel der heimlichen Selbstbeschädigung ist das bewusste Abzapfen von Blut an Körperstellen, die der üblichen Inspektion durch den Arzt kaum zugänglich sind. Der Artefakt-Patient imitiert hier das Krankheitsbild der hypochromen Anämie, während es sich in Wirklichkeit um eine Anaemia factitia handelt [13; 45; 46; 64; 67].

Artefakt-Patienten müssen die Selbstbeschädigung konsequent leugnen, da sie als organisch krank und nicht als psychisch krank gelten möchten. Sie lehnen

Aufenthalte in psychiatrischen oder psychosomatischen Kliniken in der Regel ab, wenn auch ihre seelische Verfassung noch so bedrohlich ist [27; 42; 50; 62; 66]. Typisch dagegen ist der häufige Aufenthalt in Akutkrankenhäusern der somatischen Medizin – hauptsächlich der Inneren Medizin – und der häufige Wechsel von einer Klinik zur anderen. Auffällig ist auch die Bereitschaft, sich belastenden invasiven – einschließlich – operativen Eingriffen bereitwillig zu unterziehen [28; 53].

Artifizielle Erkrankungen sind meistens schwer zu diagnostizieren, und man kann von einer hohen Dunkelziffer ausgehen [33]. Das liegt einerseits daran, dass es sich meistens um Personen mit guten medizinischen Kenntnissen handelt, die ihre Selbstbeschädigungsmethode sorgfältig geheim zu halten verstehen. Anderseits wird das klinische und laborchemische Bild einer Krankheit so täuschend kopiert, dass auch erfahrene Ärzte – zunächst – nicht auf den Verdacht einer manipulierten oder vorgetäuschten Krankheit kommen. Artifizielle Erkrankungen stellen eine sehr inhomogene Gruppe von Krankheiten mit einer wahren Flut von vorgetäuschten oder manipulierten Symptomen dar [31; 67]. Ein weiteres Indiz für die Heterogenität des Krankheitsbildes ist die unsichere Terminologie und die Schwierigkeit, eine eindeutige Abgrenzung vorzunehmen. Paar [73] hat 36 in der Literatur beschriebene Synonyma für Artefakt-Patienten aufgelistet, wobei das von Asher 1951 [8] zuerst benannte Münchhausen-Syndrom wohl das bekannteste ist. In den letzten Jahren hat sich der Terminus artifizielle Erkrankung (factitious disease/disorder/illness; [95]) weitgehend durchgesetzt, vermutlich weil er wertneutral ist [3; 57].

Die Differentialdiagnose der artifiziellen Erkrankungen ist entsprechend komplex und muss sich einerseits gegen eine Vielzahl bekannter Krankheitsbilder der Inneren Medizin, Dermatologie, Chirurgie etc. abgrenzen, die von den Patienten zum Teil auf raffinierte Weise nachgeahmt werden [9; 49], anderseits ist die Unterscheidung von psychiatrischen Krankheitsbildern zu treffen, die mit Selbstbeschädigung einhergehen [31]. Hier sind neben der Simulation vor allem offene Selbstmisshandlungen [18; 51; 55; 83], Selbstbeschädigung bei schizophrenen [51] und hirnorganischen Erkrankungen, hypochondrische [71] und hysterische

Störungen, neurotische Selbstbeschädigungen [37; 39] sowie Suchtkrankheiten [31] zu erwähnen. Der Nachweis einer artifiziellen Erkrankung gelingt somit in der Regel erst durch ein Team von Ärzten, die interdisziplinär zusammenarbeiten.

Zur Verdeutlichung des Problems Artefaktkrankheit soll aus einer Originalarbeit zum Thema Hypoglycaemia factitia berichtet werden, die als Pionierarbeit auf diesem Gebiet in der Fachliteratur viel zitiert wurde [24]. Sie weist mit der hier behandelten Kasuistik Ähnlichkeit auf, da es sich in beiden Fällen um Diabetikerinnen handelt, die eine Hypoglycaemia factitia selbst induzieren.

Bei einer 14-jährigen Schülerin mit Diabetes mellitus Typ 1 traten nach zunächst guter Blutzuckereinstellung ungeklärte nächtliche Unterzuckerungen auf, auch nachdem die Insulindosis bereits sukzessive reduziert worden war. Selbst nach komplettem Absetzen von Insulin traten weiter nächtliche Hypoglykämien auf. In einer anderen Universitätsklinik waren ausgefallene Theorien zur Erklärung dieser lang anhaltenden Hypoglykämien entwickelt worden, die dieses Phänomen letztlich nicht ausreichend erklären konnten. Die Insulininjektionen wurden von den Eltern vorgenommen, die auch nachts bei ihrer Tochter wachten.

Heimliche Insulininjektionen als Erklärung für diese Unterzuckerungen – von einem amerikanischen Professor als Erklärung angeboten – wurden vom Vater entrüstet zurückgewiesen und von den behandelnden Ärzten als unwahrscheinlich abgetan. Der Aufenthalt in der Universitätsklinik Göttingen war kurz. Noch am Aufnahmetag entdeckte die Stationsschwester, wie sich die Patientin unter der Bettdecke 80 Einheiten Depot-Insulin spritzte. Auf Befragen gab sie an, durch Erzeugung hypoglykämischer Schocks die Aufmerksamkeit ihrer Eltern und ihrer Umgebung auf sich lenken zu wollen. Es habe ihr Spaß gemacht, die Ratlosigkeit vieler berühmter Ärzte zu sehen. Diese Hypoglycaemia factitia wurde von den Autoren als Variante des Münchhausen-Syndroms gesehen. Von anderen Autoren wird der Begriff Münchhausen-Syndrom jedoch strikt abgelehnt [105]. Im nächsten Kapitel sollen daher nun die definitorischen Probleme der Artefaktkrankheit erläutert werden.

1.3 Definitorische Probleme zum Thema Artefaktkrankheit

Häufig zur Artefaktkrankheit synonym gebrauchte Begriffe sind: Münchhausen-Syndrom, Malingerer, Simulant, Simulieren und Vortäuschen.

Im Folgenden soll die Problematik der oben genannten Synonyme erörtert werden:

Münchhausen-Syndrom

Nach Pankratz handelt es sich bei dem Münchhausen-Syndrom nicht um eine Krankheitsentität, sondern um ein heterogenes Krankheitsbild [77]. Nach ihr ist es leichter zu definieren, was dieses „Muster verschiedener Verhaltensweisen" nicht ist, denn was es ist. Sie empfiehlt zwei Optionen zur Definition:

1. Völlige Identität mit chronic factitious disease nach klar erarbeiteten Kriterien oder
2. chronic factitious disease plus Zusatzkriterien, die auf den Erstbeschreiber Asher [8] zurückgehen: Krankenhauswandern, Umherreisen, Präsentation von dramatischen außerordentlichen „bizarren" Symptomen.

Letztere Vorstellungen kommen den Überlegungen von Eckhard-Henn und Ireland et al. [28; 53] nahe, die das Münchhausen-Syndrom als eine kleine Untergruppe der artifiziellen Erkrankungen versteht (10 % der Artefakt-Patienten). Für diese Patienten sind – nach Eckhardt-Henn – ständige Beziehungsabbrüche, Krankenhauswandern, permanentes Umherreisen, Selbstentlassungen aus dem Krankenhaus und zwanghaftes unkontrolliertes Lügen charakteristisch. Auch Dickinson und Evan [26] erstellten eine ähnliche Liste von Hinweisen für ihre Münchhausen-Patienten, die sämtlich Symptome nur vortäuschen, aber nicht selbst induzieren. In dem „Diagnostischen Statistischen Manual Psychischer Erkrankungen" der Amerikanischen Psychiatrischen Vereinigung (DSM-IV) wird der Begriff nicht mehr erwähnt [5].

Trotz der Tatsache, dass die Amerikanische Psychiatrische Gesellschaft den Begriff Münchhausen-Syndrom fallen gelassen hat, erscheinen seit jeher ein Großteil (ca.

70 %) aller Publikationen zum Thema Artefaktkrankheit unter dem Titel Münchhausen-Syndrom. Die Verwendung der Begriffe Münchhausen-Syndrom, Artefaktkrankheit und Simulation wird praktisch ohne Ausnahme synonym gehandhabt. Unter den unzähligen Autoren, die so vorgehen, soll beispielhaft die Arbeitsgruppe von Lüscher und Vetter [60] zitiert werden, denn hier zeigt sich, wie unscharf Manipulationen am eigenen Körper von der Simulation (s.u.) abgegrenzt und diese Phänomene unter dem Begriff Münchhausen-Syndrom subsumiert werden. So heißt es z.B.: „Das klinische Spektrum von artifizieller Stoffwechselerkrankung im Rahmen eines Münchhausen-Syndroms umfasst einerseits bloße Symptomvorspiegelung und andererseits selbst induzierte wirkliche Erkrankungen." Willenberg [105] möchte den Begriff Münchhausen-Syndrom eliminiert sehen, da hiermit eine inhärente Diffamierung der Patienten verbunden sei, wobei deren innere Notlage und das Verständnis für die Motive verstellt werden.

Malingering

Der in der angelsächsischen Literatur häufig verwendete Begriff „Malingerer" [87] wurde in das DSM-III [3] der Amerikanischen Psychiatrischen Gesellschaft aufgenommen und anschließend im DMS-III-R [4] wieder eliminiert. Von den deutschen Autoren Bock und Overkamp [17], Eckhardt-Henn und Paar [73; 74] wird er mit dem Begriff Simulant gleichgesetzt. Es handelt sich hier klassischerweise um junge Patienten – meistens Teenager –, die Symptome vortäuschen oder echte produzieren. Sie tun dies jedoch nicht, um die Patientenrolle zu übernehmen, sondern um anderer Vorteile willen, z.B. um die Schule oder den Wehrdienst zu meiden oder um ein Rentenbegehren durchzusetzen [44; 91]. Schade et al. haben eine klare Abgrenzung zwischen Artefakt-Patienten und Malingerern, vorgenommen [87], da deutliche Unterschiede bestehen, z.B. werden letztere nicht als psychisch gestört angesehen [74; 86]. Diese wird bei Bock und Overkamp [17] wieder verwischt, wenn sie Patienten, die sich durch Einnahme von Schilddrüsenhormonen, Laxantien und Diuretika eine lebensbedrohliche Kachexie zufügen als „Simulanten" wegen Rentenbegehren, (also zum Erhalt z.B. einer Erwerbsminderungsrente) bezeichnen.

Solche Patienten dürfen wohl als psychisch schwer gestört gelten, wie Willenberg kritisch anmerkt [105].

Simulant / Simulieren

Der deutsche Begriff Simulieren, kommt praktisch in allen deutschsprachigen Arbeiten zum Thema Artefaktkrankheit vor [7; 10; 96] und wird mit Vortäuschen gleichgesetzt. Er wird auch mit dem in der englischsprachigen Literatur gebrauchten Begriff Malingering [17; 73; 74] gleichgesetzt. Unter Simulieren wird von nahezu allen Autoren sowohl die Vorspiegelung von real nicht existierenden Symptomen als auch die künstliche Erzeugung von real existierenden Symptomen verstanden [61; 72; 78].

Gerade diese Unterscheidung ist aber für den vorwiegend diagnostisch tätigen Arzt wie z.B. den Kardiologen um der einzuschlagenden Therapie willen von essentieller Bedeutung. Es ist leicht einzusehen, dass die Behandlung von Herzrhythmusstörungen völlig anders aussieht, je nachdem, ob sie nur vorgetäuscht wird, wie z.B. durch verstecktes Elektrodenrütteln [49], oder künstlich erzeugt wird durch heimliche Einnahme von herzwirksamen Medikamenten [67; 70]. Die Begriffe Simulieren und Simulation sind inzwischen bei Psychiatern und Psychosomatikern ungebräuchlich geworden, da sie nach Plassmann [83] eine moralische Verurteilung des Täuschungsmanövers bedeuten.

Vortäuschen / Manipulation

Die Begriffe simulieren, Simulation und Simulant sollen in dieser vorliegenden Arbeit nicht gebraucht werden. Stattdessen werden die Begriffe Vortäuschen und Manipulation am eigenen Körper verwendet. Mit Vortäuschen wird bewusst nur die Vorspiegelung von etwas nicht Existierendem gemeint. In der Inneren Medizin handelt es sich dabei hauptsächlich um falsche oder verschwiegene anamnestische Angaben, um scheinbare Beschwerden wie Schmerzen, um Fälschungen an zu analysierenden Proben wie Blut oder Urin und um bewusst falsche Aufzeichnungen an Registriergeräten wie Thermometer oder EKG bzw. um Kontamination des Urins mit Blut, Kot oder Proteinen. Der Patient kann sich aber auch heimlich durch Einbringen von Fremdkörpern in die Blase zur Erzeugung einer fieberhaften hämorrhagischen Cystitis [56] selbst schädigen, ein Vorgang, der in der Folge mit Manipulation bezeichnen werden soll. Die Manipulation bezieht sich hierbei aber immer streng auf das Agieren am eigenen Körper.

Artefaktkrankheit

Der Begriff Artefaktkrankheit ist bereits genügend erläutert worden. Er wurde von der deutschen Arbeitsgruppe um Plassmann [82; 83] vorgeschlagen, hauptsächlich um den mit Problemen (s.o.) behafteten Begriff Münchhausen-Syndrom zu vermeiden. Die Arbeitsgruppe um Freyberger verwendete den Begriff der artifiziell erzeugten Erkrankung und übersetzt diesen als „factitious disease" [68; 69]. In der folgenden Arbeit werden die Begriffe Artefaktkrankheit und Artefakt-Patient verwendet [40].

1.4 Fragestellung

Artefaktkrankheiten sind selten und, da sie heimlich verübt werden, schwer zu diagnostizieren. Wie selten, ist unbekannt. Seriöse epidemiologische Daten sind nicht vorhanden – oder genauer – können nicht erhoben werden, weil es sich bei Artefaktkrankheiten nicht um eine Krankheitsentität handelt. Vermutlich entdecken Ärzte nur einen sehr kleinen Teil der tatsächlichen Erkrankungen [26], und die Dunkelziffer ist groß [33]. Reich und Gottfried [84] haben in einem Lehrkrankenhaus in Boston 41 Patienten in zehn Jahren nach sorgfältiger Recherche entdeckt. Bock und Overkamp spürten in der Medizinischen Klinik der Universität Essen 44 Fälle in 15 Jahren auf [17]. Sofern die Zahl von 0,5-2 % Artefakt-Patienten im Krankengut eines Großkrankenhauses richtig ist [33; 58], erscheint die Aufdeckungsquote sehr niedrig.

Da diese Arbeit zur Verbreitung von mehr Wissen über Artefaktkrankheit und zu folglich höheren Aufdeckungsraten beitragen will, sollen auf Basis der im nächsten

Kapitel folgenden Kasuistik sowie einer Befragung von 141 Ärzten drei Fragen beantwortet werden:

1. Warum ist die Diagnose einer Artefaktkrankheit so schwierig?
2. Warum dauert die Diagnosestellung häufig so lang?
3. Wo liegen die ärztlichen Versäumnisse?

Wie bereits erwähnt besteht eine hohe Dunkelziffer von Artefaktkrankheit und verlässliche epidemiologische Daten fehlen. Auch nach sorgfältiger Recherche konnte nicht festgestellt werden, dass bisher wissenschaftliche Fachtagungen zu diesem Thema ausgerichtet wurden, und in der Fachliteratur finden sich sehr selten Informationen, die über die Beschreibung von Einzelkasuistiken hinausgehen.

Um die oben genannten Fragen zu beantworten, ist es daher erforderlich mit Hilfe eines über Einzelkasuistiken hinausgehenden Ansatzes mehr über diese Erkrankung zu erfahren: Durch Befragungen von 141 Ärzten mittels eines Fragebogens soll etwas über den Kenntnisstand von Artefaktkrankheiten bei Ärzten und ihren Umgang mit dieser Krankheit in Erfahrung gebracht werden. Dabei interessiert insbesondere die Frage, inwieweit sie schon selbst einen Verdacht auf Artefaktkrankheit geäußert haben, um indirekt eine Vorstellung von der Häufigkeit des Auftretens im ärztlichen Alltag zu gewinnen. Darüber hinaus ist von Bedeutung, wie Ärzte mit solchen Patienten umgingen, ob z.B. konfrontiert wurde.

2 Methodik

Zur Aufarbeitung der Kasuistik aus Kapitel drei wurden Originalakten vom Jahr 1978 bis 2000 aus dem Allgemeinen Krankenhaus Hagen verwendet, daneben 29 Entlassbriefe aus dem städtischen Krankenhaus Wetter, dem evangelischen Krankenhaus Wetter, dem evangelischen Krankenhaus Hattingen, dem Universitätsklinikum Essen, der Klinik für Lymphologie und Phlebologie in Altglashütten, der Klinik Ambrock in Hagen, sowie Originalakten aus den Jahren 1990 bis 2001 der zwei behandelnden Hausärzte der Patientin. Die Daten wurden vollständig ausgewertet und durch persönliche Interviews und Gespräche mit behandelnden Ärzten (Krankenhausärzte und Hausärzte der Patientin) inhaltlich abgeglichen und ggf. ergänzt. Diese Triangulation erfolgte, um eine möglichst exakte Datenanalyse zu gewährleisten.

Im Jahr 2001 wurde ein validierter Fragebogen zur Artefaktkrankheit entwickelt. Der Fragebogen wurde möglichst kurz gehalten, um bei einer Ausfülldauer von drei bis vier Minuten eine hohe Rücklaufquote zu erzielen. Nach seiner Fertigstellung wurde der Fragebogen mit zwei Ärzten diskutiert um eine hohe Inhaltsvalidität und ein einfaches Beantworten sicherzustellen.

Hiernach wurde der Fragebogen Ärzten in der Inneren Medizin einer Universitätsklinik vorgelegt. Von 71 dort angestellten Internisten wurden 56 erreicht, die sämtlich den Fragebogen vollständig beantworteten. Dieser zweiseitige Fragebogen (siehe Anhang B) erfasst biographische Daten der befragten Ärzte und den Kenntnisstand zur Begriffsgruppe der artifizieller Störungen.

Nach Definition der Artefaktkrankheit wurden Fallzahlen von Patienten und Verdachtspatienten erfragt. Die Vorgaben für Fallzahlen wurden bei seltener Erkrankung in Klassen vorgegeben: 0, 1-3, 4-6, 7-9, 10 und mehr Fälle.

Weiterhin wurde erfragt, ob die Ärzte die Patienten mit der Verdachtsdiagnose „Artefaktkrankheit" konfrontiert haben, wie die Patienten darauf reagierten und ob die Ärzte eine Konfrontation für sinnvoll halten.

Im Jahre 2002 sollten nun hausärztlich tätige, niedergelassene Allgemeinärzte, Praktische Ärzte und Internisten aus Hagen zum Thema der Artefaktkrankheit befragt werden. Die Inhalte des Fragebogens (siehe Anhang B) entsprachen in den wesentlichen Punkten dem Fragebogen aus dem Jahre 2001. Einige Fragen wurden jedoch modifiziert oder gestrichen. Dieser Fragebogen stellt eine Weiterentwicklung dar, der von den gewonnenen Erkenntnissen des ersten Fragebogens profitiert: Es wurden die Vorgaben für Fallzahlen mit Klassenbildung nur noch für die hohen Fallzahlen weiter differenziert. Die Auswahlmöglichkeiten waren: 0, 1, 2, 3-4, 5-6, 7-9, 10 und mehr Fälle. Zudem wurden die Hausärzte danach befragt, ob sie den Kenntnisstand zur Begriffsgruppe der artifiziellen Störungen im Studium erworben haben und ob sie der Ansicht seien, dass artifizielle Störungen im Studium ausreichend thematisiert worden seien. Die Fragen nach der Fachrichtung, sowie nach dem Geschlecht wurden gestrichen, da erstere sich bei Hausärzten erübrigt und letztere für die Ziele der Untersuchung nicht relevant war. Auch die Frage danach, wo die Ärzte die meiste Zeit tätig waren (Praxis, Klinik oder Sonstiges) wurde gestrichen, alternativ wurde gefragt, wann die ärztliche Tätigkeit begonnen wurde und seit wann eine Tätigkeit in der Praxis besteht. Hieraus lässt sich in den meisten Fällen ableiten, wo die Befragten die meiste Zeit ihrer ärztlichen Tätigkeit verbracht haben. Auch dieser Fragebogen wurde nach seiner Fertigstellung mit zwei Ärzten diskutiert um eine hohe Inhaltsvalidität und ein einfaches Beantworten sicherzustellen.

Schließlich wurden 117 hausärztlich tätige Mediziner durch Zusendung des Fragebogens befragt. Laut Webseite der Kassenärztlichen Vereinigung Westfalen-Lippe [106] handelt es sich um sämtliche niedergelassene Kassenärzte in den o.g. Fächern in Hagen ohne den Ortsteil Hohenlimburg. Zwei der Kassenärzte waren vor

Beantwortung verstorben, 85 der Angeschrieben (73,9 %) beantworteten den Fragebogen.

Bei Auswertung der Fallzahlen zeigten sich linksschiefe Verteilungen. Nur wenige Ärzte hatten mehr als einen Fall gesehen. Die Deskription der zentralen Tendenz der Häufigkeitsverteilungen muss die Kombination der Vorgabe von ganzen Zahlen (0, 1, 2) und von klassierten Zahlen (3-4, 5-6 ...) berücksichtigen.

Arithmetische Mittelwerte wurden (bei eingeschränkter Validität des Ergebnisses) errechnet, jedoch nicht zur analytischen Auswertung weiter verwendet.

Bei der ersten Fragebogen-Studie wurden zur Mittelwertberechnung neben der Angabe „0 Fälle" jeweils die Klassenmitten verwendet: 2 (Klasse 1-3 Fälle), 5 (Klasse 4-6 Fälle), 8 (Klasse 7-9 Fälle) sowie 10 (Klasse 10 und mehr Fälle).

Bei der zweiten Studie wurden zur Mittelwert-Berechnung die Angaben 0, 1, 2 Fälle und die folgenden Klassenmittelwerte 3,5 (Klasse 3-4 Fälle), 5,5 (Klasse 5-6 Fälle), 8 (Klasse 7-9 Fälle) und 10 (Klasse 10 und mehr Fälle) verwendet.

Für die analytische Auswertung wurden die Daten als qualitative Daten jeweils in Vierfeldertafeln dichotomisiert.

Die Fallzahlen wurden in die beiden Gruppen „kein Fall" und „mindestens ein Fall" kategorisiert. Die Falldaten beider Fragebögen sind diesen qualitativen Kategorien eindeutig zuzuordnen.

Aus den Fragebögen wurde die Dauer der ärztlichen Tätigkeit in Jahren errechnet. Diese wurde nach der Häufigkeitsverteilung (Abb. 3) in die beiden etwa gleich großen Gruppen „bis 20 Jahre ärztliche Tätigkeit" und „über 20 Jahre ärztliche Tätigkeit" kategorisiert. Die Nullhypothese lautet bei der analytischen Auswertung:

Es gibt keinen Zusammenhang zwischen den jeweiligen Variablen, also sind die beiden Variablen unabhängig voneinander.

Das entsprechende Testverfahren zur Überprüfung der Nullhypothese ist der Chi-Quadrat-Unabhängigkeitstest. Dieser wurde zur analytischen Auswertung der

Vierfeldertafeln durchgeführt, wobei bei einer Fehlerwahrscheinlichkeit 1. Art unter 5 % (Irrtumswahrscheinlichkeit Alpha < 0,05) ein Unterschied als signifikant angesehen wurde. Es wurde zusätzlich jeweils die Maßzahl für die Stärke des Zusammenhangs, das „Kreuzproduktverhältnis" oder Odds Ratio, (mit 95 %-Konfidenzintervall) errechnet. Wenn OR = 1 nicht im 95 % Konfidenzintervall enthalten war, wurde das Ergebnis als signifikant angesehen. Eine Odds Ratio von 1 bedeutet, dass kein Zusammenhang besteht, eine Odds Ratio größer eins bedeutet einen positiven, eine kleiner eins einen negativen Zusammenhang.

Wurden dichotome Fragen mit den Möglichkeiten „Ja" und „Nein" anders beantwortet (z.B. mit „Teils/Teils"), so wurden diese Antworten nicht gewertet.

3 Differentialdiagnostik chronisch artifizieller Erkrankungen anhand eines Patientenbeispiels aus dem Allgemeinen Krankenhaus Hagen

Anhand der folgenden Kasuistik soll deutlich werden, wie schwierig das Erkennen einer Artfaktkrankheit ist. Man kann diesem Beispiel auch entnehmen, wo ärztliche Verhaltensweisen zu einer Verzögerung der Diagnose führen.

Bei der 18-jährigen Schwesternschülerin S. wurde 1978 erstmals ein insulinpflichtiger Diabetes mellitus diagnostiziert, gleichzeitig eine euthyreote Struma colloides diffusa Grad I.

Bei dem 50-tägigen stationären Aufenthalt im Allgemeinen Krankenhaus Hagen, bei dem die Patientin acht Kilogramm zunahm, fiel auf, dass der Blutzuckerwert der Patientin laut Entlassungsbrief „ohne hypoglykämische Zeichen" auf bis zu 45 mg % sank.

Zwei Monate nach Entlassung kam es zur ersten Hospitalisation aufgrund eines hypoglykämischen Schocks. „...als Ursache des hypoglykämischen Schocks ist die unregelmäßige Nahrungszufuhr anzusehen.", hieß es in dem Entlassungsbrief des behandelnden Arztes. Dieser sollte fünf Monate später, nach einer Blutzuckerentgleisung der Patientin (Blutzuckerwert 276 mg %) in einem Überweisungsbrief an die Diabetes Station der Medizinischen Universitätsklinik Düsseldorf schreiben:

„...Das Problem in der Einstellung liegt darin, dass die junge Schwesternschülerin trotz eingehender Information mit Ihrer Erkrankung psychisch einfach nicht fertig wird. Sie glaubt allen Ernstes, dass sie als junges Mädchen mit dem Diabetes nicht gut leben und sich somit auch keine Zukunft aufbauen könne. Sie macht ständig den verzweifelten Versuch, durch Nahrungskarenz Ihr Gewicht zu reduzieren. Dadurch kommt es auch andauernd zur Entgleisung ihres an sich schon labilen juveniler

Diabetes. Nach Angaben zweier Mitschülerinnen, soll Frl. S. bereits mehrmals die Absicht geäußert haben, durch zusätzliche Insulininjektionen einen Suizid zu unternehmen. In diesem Sinne soll sie wörtlich gesagt haben „einmal schaffe ich es doch". Es ist sicherlich sehr schwierig, ohne die Mitwirkung der Patientin selber, einen juvenilen Diabetes optimal einzustellen. Im Interesse der Patientin hoffen wir jedenfalls, dass sie bei Ihnen von der Notwendigkeit einer konsequenten Diäteinhaltung überzeugt werden kann."

Bereits einen Monat später erfolgte eine erneute Aufnahme auf die Intensivstation des AKH aufgrund eines hypoglykämischen Schocks mit einem Blutzuckerwert von 25 mg %.

Ein Jahr später, im September 1980, wurde bei einer ambulanten Schilddrüsendiagnostik der Patientin eine Struma colloides nodosa, Grad 0-I diagnostiziert, woraufhin es zu einer Enukleation der Knoten kam.

Im April 1981 wurde bei der nun ausgebildeten Krankenschwester eine Proteinurie bekannt, aufgrund derer mindestens drei Hospitalisationen folgten, wobei eine Nierenbiopsie laut Arztbrief eine „minimale mesangio-proliferative Glomerulonephritis" ergab, „ohne Hinweis auf eine diabetische Glomerulosklerose". „Der renale Diabetes Insipidus wird mit Esedrix recht gut behandelt", hieß es weiter. Zu den gleichzeitig bestehenden Beinödemen hieß es: „Ödeme lassen sich nicht behandeln, werden nun mit Aldactone Saltucin behandelt, ohne dass eine zunehmende Polyurie beobachtet werden konnte. Die Tagesurinmengen betragen zwischen 4 u. 5 L".

1984 traten Beinödeme begleitet von zunehmender Müdigkeit auf. Bei „normalem Gesamteiweiß und auch sonst unauffälligen nierenspezifischen Parametern" nahm man eine lymphatische Abflussstörung als ursächlich an, worauf eine Überweisung der Patientin in die Klinik für Lymphangiologie und Phlebologie in Altglashütten erfolgte, wo ein zyklisch-idiopathisches Ödem diagnostiziert wurde. Erwähnt wurden hier der HbA1c Wert von 16,5 % und die während Hospitalisation zwischen 57 mg %

und 230 mg % schwankenden Blutzuckerwerte der Patientin. Außerdem hieß es in dem Schreiben der Klinik für Lymphangiologie und Phlebologie: „Erste Periode im Alter von 13 Jahren, dann regelmäßige Menses bis 1978; seit der Manifestation der Zuckerkrankheit keine Perioden mehr. Ein Versuch mit einer Hormontherapie führte nicht zum Einsetzen der Monatsblutung".

Eine derartige Problematik wurde hier zum ersten und einzigen Mal thematisiert.

Im März 1986 erfolgte eine stationäre Aufnahme aufgrund einer seit 5 Tagen bestehenden Makrohämaturie mit Zunahme der Unterschenkelödeme, sowie einem Gefühl der Müdigkeit und Erschöpfung seit einer „Erkältung" drei Monate zuvor, welches als akuter Schub einer minimal-changes Glomerulonephritis diagnostiziert wurde.

In diesem Zeitraum kam es auch zu einer Diabetikerschulung, in der die Patientin im Umgang mit dem NovoPen (den sie aufgrund der unauffälligeren Handhabung erlernen wollte) nach Basis-Bolus Prinzip geübt wurde. „Sie [die Patientin]... erklärte sich zu mehrfachen BZ-Selbstkontrollen am Tag bereit." Der HbA1c der Patientin lag zu diesem Zeitpunkt bei 7,6 %.

Zwei Wochen danach kam es zu einer intensivstationären Aufnahme aufgrund eines hypoglykämischen Schocks mit einem Blutzuckerwert von 36 mg %. Im Entlassungsbrief stellte der behandelnde Arzt fest: „Sie hat die Tendenz, die Blutzuckerwerte zu scharf einzustellen, was die Gefahr häufiger Hypoglycaemien mit sich bringt."

Nur wenige Tage hierauf kam es zu einem erneuten Schub der Minimal-changes Glomerulonephritis, was einen 10-tägigen stationären Aufenthalt erforderlich machte. Die Stimmungslage der Patientin wurde hier als „eher depressiv" beschrieben. Im Zusammenhang mit den Blutzuckertagesprofilen hieß es: „...sehr schwankend mit häufiger Neigung zur Hypoglycaemie (entsprechend einer sehr straffen Einstellung)."

Im März 1988 kam es dann laut Angaben der Patientin zu einer plötzlichen Anurie mit Abgeschlagenheit, Benommenheit und Müdigkeit. Die Patientin beklagte, nur geschlafen, kaum getrunken, sowie eine Übelkeit verspürt zu haben, in Folge derer es zu Erbrechen kam. Die Diagnostik im Rahmen der stationären Behandlung konnte keinen Hinweis auf ein akutes Nierenversagen geben. Auch konnte eine zentrale Erkrankung ausgeschlossen werden.

Man konnte jedoch keine organischen Ursachen für die aufgetretene Symptomatologie eruieren. Es kam gleichwohl zu der Diagnose einer depressiven Stimmungslage mit psychischer Fehlhaltung.

Im begleitenden Arztbrief hieß es gleich zu Anfang: „Zur sozialen Anamnese ist wichtig, dass die Patientin in Kürze wieder eine Arbeitsstelle antreten soll." Weiter hieß es: „...zwischenzeitlich waren schon mehrere stationäre Aufenthalte erfolgt, die von der Unkooperativität der Patientin gekennzeichnet waren. Insbesondere die Blutzuckereinstellung bereitete große Schwierigkeiten, da sich die Patientin teilweise selbst Insulin verabreichte...". Bei klinisch unauffälligen Befunden wertete man die geschilderten Verhaltensweisen der Patientin als „sicherlich im wesentlichen psychischen Ursprunges". Temperaturerhöhungen während des Aufenthaltes konnten als artifiziell erkannt werden: „Insbesondere konnten wir eine Manipulation an einem Fieberthermometer direkt nachweisen."

Auf ihr eigenes Drängen wurde die Patientin daraufhin entlassen.

Es folgte im selben Monat ein neuntägiger Krankenhausaufenthalt wegen Bluterbrechens, wobei als Ursache eine erosive Antrumgastritis diagnostiziert wurde.

1991 erfolgte dann eine Hospitalisation zur Abklärung einer diabetischen Nephropathie, für welche sich jedoch kein Anhalt ergab. Erwähnt wurde wieder die schlechte Stoffwechselführung mit einem HbA1c-Wert von 11,1 %.

Eineinhalb Jahre später kam es zum ersten Mal zu einem Verkehrsunfall aufgrund eines hypoglykämischen Schocks. Vier Monate später kam es zu einem erneuten hypoglykämischen Schock mit Krampfanfall während der Arbeit als Krankenschwester, wobei im Rahmen des stationären Aufenthaltes im Krankenhaus

Wetter auffiel, dass „hypoglykämische Zustände auftraten, obwohl kein Insulin angeordnet war", wie es in dem Entlassbrief hieß.

Diesem konnte man auch entnehmen, dass es während dieses Aufenthaltes nun plötzlich zu Gerinnungsstörungen kam: „Auffallend war, dass plötzlich eine Erniedrigung des Quickwertes bis auf 12 % auftrat, der Quickwert bei Aufnahme betrug 100 %, die Leberwerte einschließlich der Cholinesterase lagen im Normbereich."

Vier Tage später, am 03.11.1992, kam es wegen eines Abfalls des Quick-Wertes trotz Einnahme von Konakion® [Vitamin K] zu einer erneuten Aufnahme in das Krankenhaus Wetter. Hier kam es auch zu einem erneuten Krampfanfall, wobei unklar war, ob dieser wegen eines zerebralen Defektes bei vorangegangenem Verkehrsunfall oder aufgrund einer Hypoglykämie aufgetreten war.

Zur Abklärung dieser generalisierten Krampfanfälle, erfolgte die Verlegung der Patientin in die neurologische Klinik des evangelischen Krankenhauses Hattingen. Auch während dieses Aufenthaltes kam es zu einem Krampfanfall „… den wir auf eine Hypoglykämie mit einem BZ von 35 mg % zurückführten. Dabei fiel auf, dass die Patientin kurz zuvor Insulin injiziert hatte. Ein HbA1c-Wert von 7,5 % spricht für eine sehr scharfe BZ-Einstellung, insgesamt schien uns die Handhabung der Insulindosierung problematisch."

Die Gerinnungsstörung war während dieses neuntägigen Aufenthaltes nicht nachweisbar, führte aber sechs Tage nach Entlassung mit einem Abfall des Quick-Wertes auf 26 % erneut zu einer Hospitalisation im Krankenhaus Wetter.

Im Januar 1993 kam es aufgrund eines massiven Hämatoms am rechten Unterschenkel nach Trauma bei einem Quick-Wert von 9 %. erneut zu einer dreiwöchigen stationären Aufnahme der Patientin (bei der mittlerweile eine arterielle Hypertonie bekannt war).

Zum Ausschluss einer hepatogenen Gerinnungsstörung erfolgte eine Überweisung in das Universitätsklinikum Essen, wo sich keine Anhaltspunkte für eine organische

Grundlage der Gerinnungsstörung finden ließen. Vielmehr deutete der behandelnde Arzt in seinem Schreiben sehr vorsichtig an, dass es sich um eine manipulativ bedingte Gerinnungsstörung handeln könnte:

„Die Gerinnungsstörung muss entweder im Sinne eines Vitamin K Mangels oder als Ausdruck eines Vitamin K Antagonismus gedeutet werden. Für einen resorptiv bedingten Vitamin K-Mangel ergab die Anamnese der Patientin keine Anhaltspunkte, so dass wir am ehesten von letztgenannter Möglichkeit ausgehen."

Nach einem erneuten hypoglykämischen Schock mit Krampfanfall, sowie einer erosiven Gastritis bei einem Quick-Wert von 42 %, kam es im Dezember 1993 wieder zu einer Hospitalisation aufgrund eines Traumas mit nachfolgendem massivem Hämatom bei einem Quick-Wert von 10 % im Krankenhaus Wetter. Dies veranlasste den Hausarzt eine Woche später, eine Laboruntersuchung des Blutes auf Phenprocoumon durchzuführen. Bei einem Referenzbereich von 1,5-3,5 µg/ml lag der Wert der Patientin bei 4,5 µg/ml.

Im persönlichen Gespräch mit dem damaligen Hausarzt konnte in Erfahrung gebracht werden, dass S. – mit dieser Tatsache konfrontiert – vehement verneinte, Marcumar® eingenommen zu haben. Sie äußerte den Verdacht, einer ihrer Kollegen im Krankenhaus, in dem sie als Krankenschwester tätig war, habe ihr Marcumar® „in den Kaffee gemischt".

Auf die Aufforderung des Hausarztes hin, Anzeige zu erstatten (welches er im Übrigen machte ohne der Erklärung der Patientin Glauben zu schenken) reagierte sie zögerlich und nach einiger Zeit der Überlegung nahm S. schließlich Abstand von dieser Idee.

In einem telefonischen Interview stellte sich heraus, dass auch der Chefarzt des städtischen Krankenhauses Wetter einen hochgradigen Verdacht auf eine artifizielle Erkrankung hatte, die Patientin aber nicht konfrontierte, da ihm entsprechende Beweise nicht vorlagen.

Am folgenden Tage, Heiligabend 1993, wurde Frau S. nach einem hypoglykämischen Schock mit einem Quick-Wert von 13 % intensivstationär aufgenommen.

1995 kam es dreimal zu Ulzerationen des Magens mit heftigen Blutungen, die zum Teil stationär behandelt werden mussten.

Im Januar 1996 wurde bei S. im städtischen Krankenhaus Wetter eine subtotale Strumaresektion bei supprimierter euthyreoter Knotenstruma durchgeführt, wobei es postoperativ zu einem Hb-Abfall kam, der „mit Sicherheit nicht direkt operationsbedingt war", vielmehr wurde seitens der behandelnden Ärzte angenommen, dass ein Blutverlust durch ein Ulcus ventriculi eingetreten war.

Diese Anämie, die bis zum heutigen Tage Anlass für zahlreiche stationäre Aufenthalte war, war für die behandelnden Ärzte der Patientin im Hinblick auf die Genese nicht nachzuvollziehen.

Eine Woche später kam es erneut zu einer stationären Aufnahme aufgrund einer oberen gastrointestinalen Blutung mit Anämie bei schwerer erosiver Gastritis, wobei sich der Hb-Wert durch Gabe von fünf Erythrozytenkonzentraten „nur mäßig anheben" ließ.

Im Juni 1996 erfolgte wiederum eine Aufnahme in das Allgemeine Krankenhaus Hagen wegen Anämie, sowie Oberbauchbeschwerden und Erbrechen. Im Schreiben an den Hausarzt äußerte man sich zur Stoffwechseleinstellung folgendermaßen: „Die diabetische Stoffwechsellage wurde durch persönliche Intervention der Patientin sehr stramm eingestellt, so dass es zweimal zu hypoglykämischen Zuständen kam ...".

Bei einem dreiwöchigen Aufenthalt im städtischen Krankenhaus Wetter im November desselben Jahres wegen eines blutenden Ulcus ventriculi, erosiver Gastritis und Anämie wurden achtmal Erythrozytenkonzentrate transfundiert, die bei einer Anämie von 7,2 g/dl zu keiner Verbesserung der Blutbildkontrollen führten. Stattdessen kam es in zwei Fällen unmittelbar nach Transfusion zu einer Unverträglichkeitsreaktion mit Fieber, Schüttelfrost und Rückenschmerzen, wobei sich nach Kontrollen laut ärztlichem Bericht „kein Anhalt für eine serologische Unverträglichkeit im erythrozytären System" ergab.

„Der Hb-Wert ist von 10 auf 7,2 in einer Woche nach der letzten Bluttransfusion abgefallen, trotz der Omeprazoltherapie ist bei der letzten Gastroskopiekontrolle ein Weiterbestehen von entzündlichen Schleimhautveränderungen bei abgeheiltem Ulcus zu erkennen", hieß es im Schreiben des behandelnden Arztes.

Seit Dezember 1996 war sie zur Abklärung ihrer „Anämie unklarer Genese" in dem Universitätsklinikum Bergmannsheil in Bochum in stationärer Behandlung.

Beklagt wurde dort, dass es trotz adäquater oraler Substitution von Eisen nur zu einem leichten Hb–Anstieg kam bei guter reaktiver Hämatopoese. Der Hb betrug zu dieser Zeit weniger als 7 g/dl.

Nachdem die Patientin im selben Monat mit einer Pleuritis, die als „am ehesten postpneumonisch" charakterisiert wurde in stationärer Behandlung gewesen war, schrieb die behandelnde Ärztin „im Umgang mit dem Diabetes mellitus zeigte sich die Patientin kompetent und sicher".

Eine Ösophagogastroduodenoskopie im Februar des folgenden Jahres konnte auch nicht zur Klärung der Anämie unklarer Genese bei der Patientin beitragen, die in einem Gutachten eines Internisten für die Bundesanstalt für Arbeit für eine Heilbehandlung als "introvertiert und wenig klagsam" beschrieben wurde. Weiter konnte man dort lesen: „… psychische Belastungen werden weder privat noch im Beruf zugegeben." Eine begleitende Psychotherapie wurde empfohlen.

Im persönlichen Gespräch beschrieb der niedergelassenen Internist, der über einige Jahre der Hausarzt von Frau S. sowie ihrer Eltern war, die Patientin als schwache, verletzliche Persönlichkeit, deren Äußeres (mit einer Körpergröße von 1,80 Meter bei ca. 80 kg Körpergewicht) dies so gar nicht widerspiegelte. Vielmehr machte die, in einem ländlichen Gebiet aufgewachsene S., einen „robusten, derben" Eindruck. Die Eltern der Patientin beschrieb der Internist als sehr religiöse Menschen, welche einer christlich religiösen Glaubensgemeinschaft angehörten, die dieser als „eine Art Sekte" bezeichnete.

Für ihre Tochter fehlte den Eltern, die laut Hausarzt „einfach und bäuerlich" sein sollten, jegliches Verständnis.

Im April 1997 wurde die nun 36-jährige Patientin „mit blasser Hautfarbe und depressiver Stimmungslage" nach einem hypoglykämischen Koma mit Schädelprellung wieder einmal intensivstationär aufgenommen. Zudem bestand eine Eisenmangelanämie bei ösophagogastroduodenoskopisch festgestellter massiver ulceröser Antrumgastritis, welche die Gabe von vier Erythrozytenkonzentraten nötig machte.

Drei Tage später wurde S. zur Diagnostik und Therapie ihrer Eisenmangelanämie in das Allgemeine Krankenhaus Hagen aufgenommen. Hier erfolgten die Gabe von Erythrozytenkonzentraten, eine Koloskopie, die ebenso wenig einen pathologischen Befund ergab, wie eine gynäkologische Konsiliaruntersuchung. Während dieses Aufenthaltes, bei welchem sie eine abzedierende Pneumonie entwickelte, kam es mehrfach zu hypoglykämischen Schockzuständen, einmal zu einer Hypoglykämie mit einem generalisierten Krampfanfall mit Atemstillstand.

Die abzedierende Pneumonie erforderte im Anschluss einen fünfwöchigen Aufenthalt in einer Lungenfachklinik, in dessen Verlauf es zu immer wiederkehrenden substitutionspflichtigen Hb-Abfällen mit hypochromer mikrozytärer Anämie kam. Ferner waren rezidivierende symptomatische Hypoglykämiezustände „gegebenenfalls durch Diätfehler der Patientin bedingt" dokumentiert.

Im einem folgenden Klinikaufenthalt wurden zur Diagnostik der Eisenmangelanämie die mittlerweile vierte Ösophagoduodenoskopie, sowie die zweite Koloskopie innerhalb eines Jahres durchgeführt, welche die bestehende Anämie ebenso wenig erklären konnten wie eine Beckenkammbiopsie, die Untersuchung auf Wurmbefall, diverse Hämoglobin-Elektrophoresen, sowie die Untersuchung des Stuhls auf okkultes Blut. Während des stationären Aufenthaltes fielen „vereinzelt

Hypoglykämien auf, die von der Patientin subjektiv nicht bemerkt worden waren."
Aus diesem Grund erfolgte hiernach eine deutliche Reduktion der Basisinsulindosis.

Nichtsdestotrotz kam es im nachfolgenden halben Jahr viermal zu stationären Aufnahmen aufgrund von hypoglykämischen Schockzuständen bzw. von hypoglykämischem Koma, wobei die Patientin teilweise auf eigenen Wunsch wieder entlassen wurde.

In einem Schreiben eines Pulmonologen, bei welchem sie wegen Atembeschwerden vorstellig wurde, war nach einer Lungenfunktionsprüfung im Februar 1998 zu lesen: „Meinem Gefühl nach liegt hier eher ein Hyperventilationssyndrom im Rahmen von psychosomatischen Beschwerden vor. Ich habe daher der Patientin auch zu autogenem Training geraten."

Nach zwei weiteren stationären Behandlungen aufgrund hypoglykämischer Schockzustände mit febrilen Temperaturen unklarer Genese wurde Frau S. am 06.11.1998 schließlich zur Diagnostik ihrer Anämie aus dem Krankenhaus Wetter (wo sie sich ebenfalls zur Anämiediagnostik befunden hatte) erneut in das Allgemeine Krankenhaus Hagen verlegt. Der Erythropoetinspiegel nahm (bei Referenzwerten von 6–25 mU/ml) bereits Ausmaße von 1060 mU/ml an.

Es bestand die Frage, warum es trotz niedrigem bekannten Ausgangs–Hb von 7–8 g/dl unter Erythrozytenkonzentratgabe zu keinem signifikanten Hb–Anstieg kam.

Darüber hinaus blieb die Blutungsquelle, die die in kürzester Zeit auftretenden Blutverluste erklären sollte, unauffindbar.

Eine urologische Konsilaruntersuchung ergab im Rahmen der Abklärung einen frischen hämorrhagischen Defekt im Bereich des Trigonums der Blase. Im Gespräch mit dem behandelnden Arzt gab der Urologe an, derartige Defekte seien bei Eigenmanipulation eines Patienten zu sehen.

Die Patientin gab an, ihre Eisensubstitutionstherapie seit einem Jahr regelmäßig durchzuführen. Der niedrige Ferritin-Spiegel (15 ng/ml Referenzwert: 20–180 ng/ml) sowie der niedrige Eisenspiegel waren also nur durch eine Resorptionsstörung erklärbar, die durch einen nachfolgenden Xylose-H2-Exhalationstest mit unauffälligem Befund weitgehend ausgeschlossen werden konnte.

Nach kontrollierter Eiseneinnahme kam es zu einem massiven Retikulozytenanstieg mit im weiteren Verlauf ansteigendem und stabilen Hb–Wert (8,3 g/dl, Retikulozyten 6,29 % (Referenzwert: < 25 ‰ – siehe auch Abbildung 1 („Hb–Werte"), so dass die Resorption intakt schien und die Aussagen der Patientin nicht glaubwürdig schienen.

Während des Aufenthaltes im Krankenhaus Wetter kam es, wie auch später im Allgemeinen Krankenhaus Hagen bei Gabe von Erythrozytenkonzentraten zu einem fraglichen Transfusionszwischenfall mit von der Patientin angegebenen Rückenschmerzen, Fieber und Schüttelfrost, aufgrund dessen die Transfusion abgebrochen werden musste.

Bei der darauf folgenden Untersuchung ließen sich jedoch in beiden Fällen keine irregulären Antikörper nachweisen.

Daraufhin kam es zu einem Gespräch zwischen dem behandelndem Arzt und der Patientin, der zur Folge hatte, das eine dritte Transfusion auf der Intensivstation schließlich ohne Zwischenfall verlief – also von der Patientin gut vertragen wurde.

Es kam auch bei diesem Krankenhausaufenthalt zu extremen Schwankungen des Blutglucosewertes die in Abbildung 2 (s. u.) dokumentiert sind.

Bei diesem letzten Aufenthalt im Allgemeinen Krankenhaus Hagen im November 1998 ergaben zudem weder ein HIV-Test, noch eine gynäkologische sowie eine weitere urologische Konsiliaruntersuchung eine Koloskopie genauso wenig wie eine Ösophagogastroduodenoskopie Befunde, welche die Eisenmangelanämie der Patientin hätten erklären können.

Aufgrund dieser Konstellation von ungewöhnlichen bzw. unerklärlichen Geschehnissen und Befunden erwuchs zum ersten Male der Verdacht auf eine mögliche artifizielle Ursache der Anämie, nachdem eine Klinikkonferenz in der Medizinischen Klinik über diese Kasuistik stattgefunden hatte.

Nachdem die Verdachtsdiagnose einer artifiziellen Anämie ernsthaft in Erwägung gezogen wurde, äußerte man nun auch den Verdacht auf die bewusste Eigenmanipulation an ihrer Diabetestherapie im Sinne eines „factitious brittle diabetes", ein Begriff, wie ihn die Arbeitsgruppe von Schade in den USA erstmalig 1985 geprägt hat [87].

Es wurden jetzt sämtliche verfilmte alte Krankenakten aus dem Allgemeinen Krankenhaus Hagen herbeigezogen, sorgfältig gelesen und ausgewertet.

Aus diesen Briefen ergab sich retrospektiv ebenfalls der dringende Verdacht auf eine Eigenmanipulation an ihrer Diabetes–Therapie.

Die behandelnden Ärzte konfrontierten die Patientin jedoch nicht selbst mit ihrer Verdachtsdiagnose, sondern stellten sie einem Psychiater vor, der die Patientin als „nach außen freundlich wirkend", „unterschwellig jedoch deutlich aggressiv", „affektiv nicht ausreichend schwingungsfähig" und „fassadenhaft" charakterisierte.

Sie selbst sagte ihm gegenüber aus, sie sehe ihren Umgang mit sich selbst nicht als krankhaft an, sie sei eher ängstlich und wenig risikofreudig. Zudem gab sie an, dass sie ihre Arbeit „bis zur Bewusstlosigkeit" sehr ernst nehme und dass sie sich nicht anmerken lasse, wie schlecht es ihr gehe.

Der hinzugezogene Psychiater beschrieb die Patientin als „unoffen", weiter: „verschweigt sicherlich wichtige Informationen bzw. hält sich nicht an die Tatsachen."

Ihm gegenüber gestand die Patientin, dass die meisten Krankenhausaufenthalte durch Unterzuckerungen zustande gekommen seien, weil sie „Insulin gespritzt, aber nicht gegessen" habe.

Der Psychiater diagnostizierte eine Persönlichkeitsstörung, „im Sinne einer sogenannten frühen Störung" mit autodestruktiven Tendenzen, sah aber bei einem nicht erkennbaren Leidensdruck und fehlender Suizidalität kein Behandlungsanliegen.

Kurz darauf wurde die Patientin aus der Behandlung im Allgemeinen Krankenhaus entlassen, wohin sie seitdem nicht mehr zur stationären Aufnahme kam.

Die letzten erfassten stationären Aufenthalte waren im Krankenhaus Wetter im Jahre 2000, wo sie zweimal aufgrund eines hypoglykämischen Schocks hospitalisiert war, einmal mit Verursachung eines Verkehrsunfalls, ein anderes Mal aufgrund eines nicht bestätigten Verdachts auf einen hirnorganischen Krampfanfall.

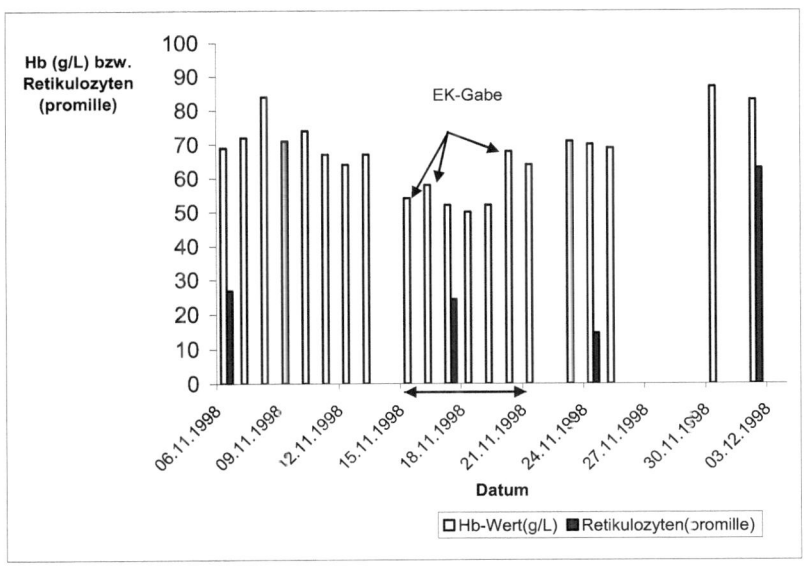

- Referenzwert für Retikulozyten: < 25 Promille
- Die Transfusionen am 15. und 16.11.98 wurden wegen später nicht verifizierten Transfusionszwischenfällen abgebrochen.
- Intensivstation: 15./16.11.98 sowie 17. bis 21.11.98 (angezeigt durch Pfeil).
- Erythropoetinspiegel am 9.11.98: 1060 mU/ml (Referenzbereich: 6–25 mU/ml)
- Ferritinspiegel am 25.11.98: 15 ng/ml (Ref.: 20-180 ng/ml)
- Ab 25.11.98 kontrollierte Eiseneinnahme (Lösan Tabl. 1–0–1)
- EK Gabe (am 15. und 16.11.98 nach fraglichem Transfusionszwischenfall abgebrochen, am 21.11. komplikationsloser Verlauf)

Abbildung 1: Hb–Werte und Retikulozytenzahlen der Patientin S. vom 6.11 bis 2.12.98

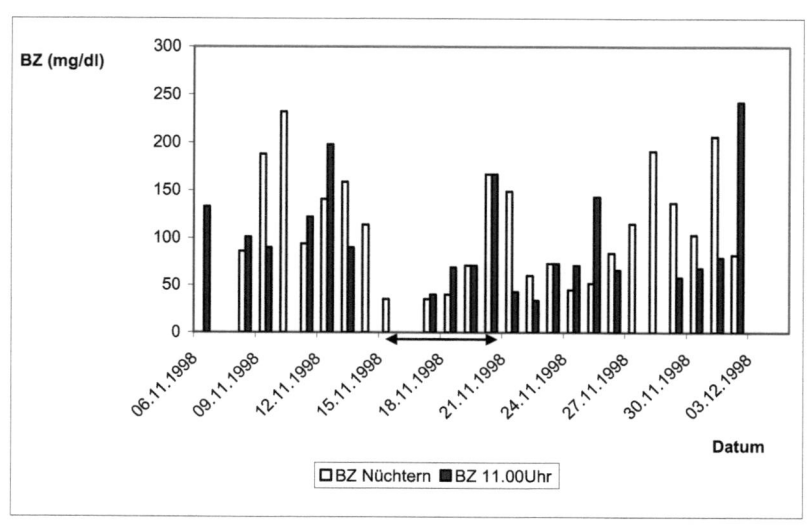

- Mittlerer BZ nüchtern: 110,8 mg/dl
- Mittlerer BZ 11.00 Uhr 97,9 mg/dl
- Zielzucker: 120 mg/dl
- Verzögerungsinsulin: 12–0–10
- Normalinsulin: nach BZ
- Intensivstation: 15./16.11.98 sowie 17.bis 21.11.98
- Die täglich zugeführten Einheiten Altinsulin waren nicht in Erfahrung zu bringen, da sich die Patientin – bei der es sich um eine ausgebildete Krankenschwester handelt – während des gesamten KH Aufenthaltes, auch auf der Intensivstation, das Insulin selbst verabreichte.

Abbildung 2: BZ – Werte der Patientin S. vom 6.11. bis 2.12.98

Von der Erstmanifestation eines Typ 1 Diabetes mellitus bis zur Diagnose Hypoglycaemia factitia vergingen also mehr als 20 Jahre. Die Diagnose wurde über den „Umweg" der Diagnose einer Anämie factitia gestellt. Während dieses Zeitraums war die Patientin 342 Tage in stationärer und ambulanter Betreuung [46].

4 Ergebnisse der Befragung von 141 Ärzten zum Thema der Artefaktkrankheit

4.1 Deskription

Es wurde eine Gruppe von Ärzten befragt, die an der Universitätsklinik in Basel beschäftigt waren, sowie eine Gruppe niedergelassener Ärzte.

Von 71 Ärzten der Medizinischen Klinik des Universitätsspitals Basel wurden 56 Ärzte erreicht und befragt. Diese 79 % der Ärzteschaft beantworteten den persönlich vorgelegten Fragebogen. Bei einem durchschnittlichen Alter von 35,2 ± 6,44 Jahren (M ± SD) waren sie 8,3 ± 6,44 Jahre ärztlich tätig (M ± SD).

Zudem erhielten sämtliche 117 hausärztlich tätige Allgemeinmediziner, praktische Ärzte und Internisten eines genau definierten Distriktes der Stadt Hagen in Westfalen (ohne den Ortsteil Hohenlimburg) einen Fragebogen zum Thema der Artefaktkrankheit zugesandt. Zwei waren zwischenzeitlich verstorben. Von den verbliebenen 115 befragten Hausärzten antworteten 85 (73,9 %) auf den Fragebogen.

Die 85 Hagener Ärzte waren zum Zeitpunkt der Befragung in einer hausärztlichen Praxis tätig, sei es als praktischer Arzt, sei es als Facharzt für Allgemeinmedizin oder Internist.

Bei einem durchschnittlichen Alter von 51,7 ± 8,16 Jahren (M ± SD) waren sie 22,9 ± 8,80 Jahre ärztlich tätig (M ± SD), davon 8,9 ± 4,77 (M ± SD) im Krankenhaus und 14,0 ± 8,80 (M ± SD) in der Praxis.

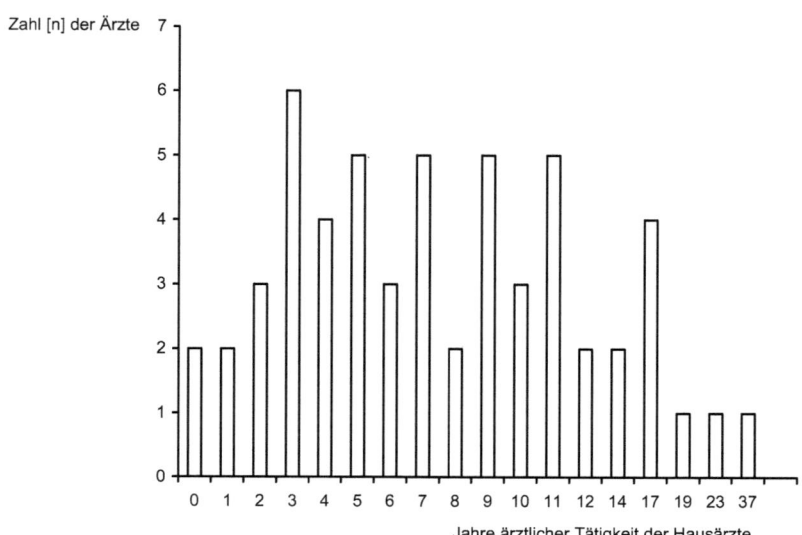

Abbildung 3: Häufigkeitsverteilung der Jahre ärztlicher Tätigkeit

Zur Analytik wurden die Hausärzte in eine Gruppe mit kürzerer und in eine Gruppe mit längerer Berufserfahrung geteilt. Die Abb. 3 zeigt, dass die Gruppen „bis 20 Jahre ärztlicher Tätigkeit" (39 Ärztinnen und Ärzte) und „über 20 Jahre ärztlicher Tätigkeit" (45 Ärztinnen und Ärzte) jeweils vergleichbar groß sind. Der Mittelwert des Alters betrug bei der Gruppe mit über 20 Jahren ärztlicher Tätigkeit 58,9 ± 4,4 (M ± SD) mit bis zu 20 Jahren ärztlicher Tätigkeit 45,4 ± 4,8 (M ± SD).

50 % (28) der Universitätsärzte war der Begriff „Artefaktkrankheit" bekannt, 96,4 % (54) der des „Münchhausen-Syndroms". 12,5 % (7) kannten den Begriff „Malingering", der Unterschied zwischen „Artefaktkrankheit" und „Malingering" war nur einem der Befragten bekannt. Beide Gruppen kannten signifikant häufiger den Begriff Münchhausen-Syndrom als den der Artefaktkrankheit (s. a. Kap. Analytik).

Von den Befragten, welche mindestens einen der Begriffe kannten, waren 63,6 % (35) im Studium mit dem Begriff/diesen Begriffen bekannt gemacht worden, 36,4 % (20) kannten diesen/diese aus anderer Quelle.

51,8 % (44) der Hausärzte war der Begriff „Artefaktkrankheit" bekannt, von diesen Ärzten kannten 37 % (17) den Begriff aus dem Studium.

88 % (73) war der Begriff „Münchhausen-Syndrom" bekannt, von diesen Ärzten kannten 66 % (17) den Begriff aus dem Studium. (s. Abb. 4)

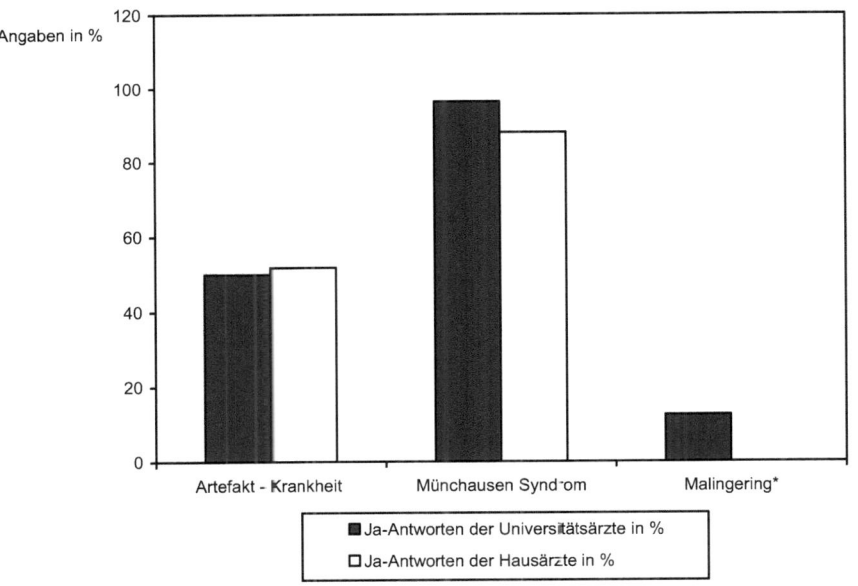

* Der Unterschied zwischen Artefaktkrankheit und Malingering war einem Universitätsarzt bekannt (1,8 %).

Abbildung 4: Ja-Antworten der Ärztegruppen auf die Frage: Kennen Sie die Begriffe Artefaktkrankheit, Münchhausen-Syndrom und Malingering?

Es ergab sich, dass 67,9 % der Universitätsärzte (38) bereits Artefakt-Patienten gesehen hatten.

54,1 % (46) der Hausärzte gaben an, bereits einen oder mehrere Fälle während ihrer Tätigkeit im Krankenhaus gesehen zu haben. 47,1 % (40) gaben an, bereits einen oder mehrere Fälle während ihrer Tätigkeit in der Praxis gesehen zu haben (Tab. 1).

69,4 % (59) der Hausärzte waren während der Kliniktätigkeit, während der Praxistätigkeit oder während beider Tätigkeiten mit Artefakt-Patienten in Berührung gekommen.

32,9 % (28) der Hausärzte gaben an, sowohl in der Klinik als auch in der Praxiszeit Artefakt-Patienten gesehen zu haben.

Ärzte	Ja %	Nein %	Wo gesehen?
UK-Ärzte	67,9	32,1	Klinik
Hausärzte	54,1	45,9	Klinik
Hausärzte	47,1	52,9	Praxis
Hausärzte	32,9	77,1	Klinik und Praxis
Hausärzte	69,4	30,6	Klinik und/oder Praxis

Tabelle 1: Antwortverhalten (in Prozent) von Universitätsärzten (n=56) und Hausärzten (n=85) auf die Frage: Haben Sie bereits AK-Patienten gesehen?

Die Ärzte der Universitätsklinik gaben an, im Mittel 2,14 Artefakt-Patienten während ihrer klinischen Tätigkeit gesehen zu haben (s. Abb. 5).

18 von 56 Universitätsärzten (32,1 %) hatten noch keinen Fall von Artefaktkrankheit während ihrer ärztlichen Tätigkeit gesehen. 67,9 % (27) hatten mindestens einen Fall von Artefaktkrankheit während ihrer ärztlichen Tätigkeit gesehen. Einer davon mindestens 10 Patienten.

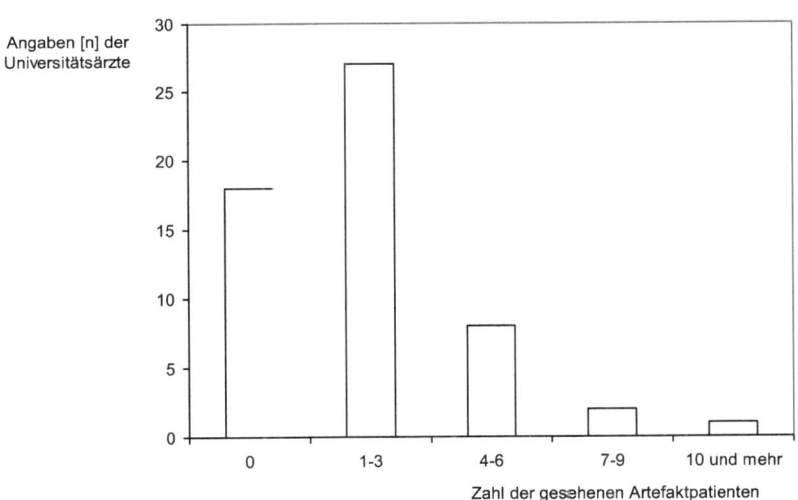

Abbildung 5: Fallzahlen der Universitätsärzte

Die Hausärzte haben im Mittel 2,13 Patienten im Krankenhaus gesehen (Abb. 6). 39 von 85 (45,9 %) der Hausärzte haben keinen Fall von Artefaktkrankheit während ihrer Krankenhaustätigkeit gesehen. Andersherum haben 54,1 % (46) der Hausärzte mindestens einen Fall von Artefaktkrankheit während dieses Zeitraums gesehen, davon immerhin 8 Ärzte, die mindestens 10 Artefakt-Patienten gesehen haben.

Zur Analytik wurden die Gruppen „kein Fall" und „mindestens ein Fall" betrachtet.

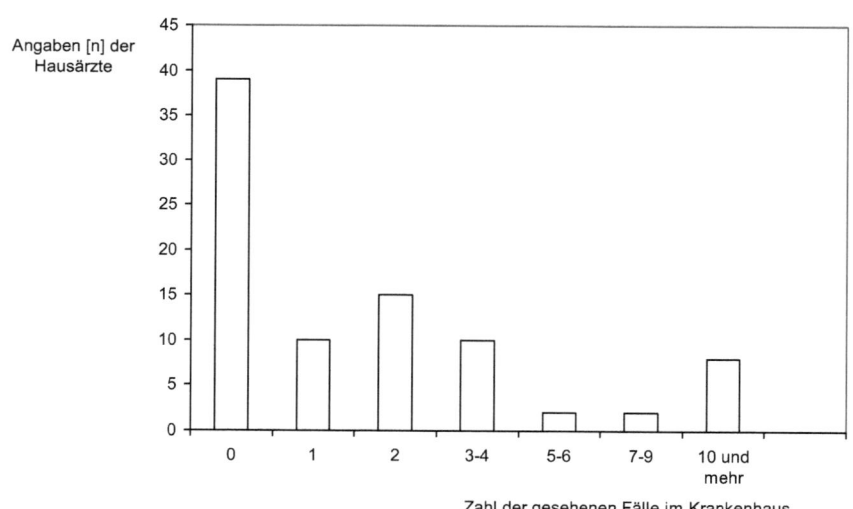

Abbildung 6: Fallzahlen der Hausärzte während ihrer Tätigkeit im Krankenhaus

40 Hausärzte (47,1 %) hatten bereits mindestens einen Patienten mit Artefaktkrankheit in der Praxis gesehen. Die 40 Hausärzte, die angaben, mindestens einen Fall während der Praxistätigkeit gesehen zu haben, hatten im Mittel 1,7 Patienten. 45 von 85 Hausärzten (52,9 %) hatten noch keinen Artefakt-Patienten in Ihrer Praxis gesehen (Abb. 7). Zur Analytik wurden die Gruppen „kein Fall" und „mindestens ein Fall" betrachtet.

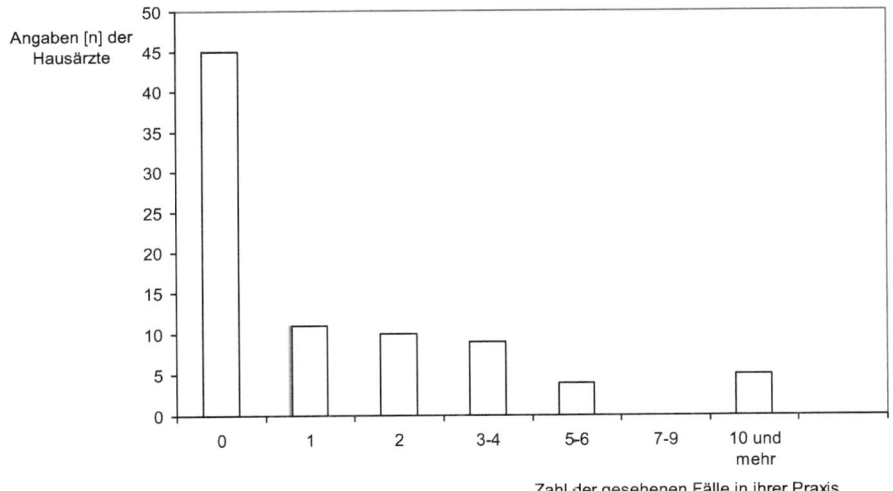

Abbildung 7: Fallzahlen der Hausärzte während ihrer Tätigkeit in der Praxis

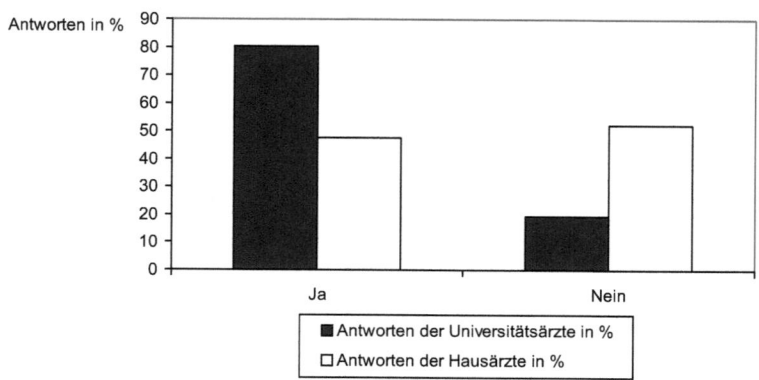

Abbildung 8: Antworten auf die Frage: Hatten Sie bereits Verdacht auf Artefaktkrankheit?

80,4 % (45) der Universitätsärzte hatten bereits ein oder mehrmals einen (begründeten oder unbegründeten) Verdacht auf Artefaktkrankheit. 40 Hausärzte (47,6 %) gaben an, während ihrer ärztlichen Tätigkeit bereits in einem oder mehreren Fällen (begründeten oder unbegründeten) Verdacht auf Artefaktkrankheit gehabt zu haben (Abb. 8).

Von 56 Universitätsärzten hatten 45 bereits in mindestens einem Fall Verdacht auf Artefaktkrankheit gehabt (Abb. 9). Jene Ärzte gaben an, bei durchschnittlich 2,84 Patienten einen Verdacht auf Artefaktkrankheit gehabt zu haben. Von 85 Hausärzten hatten 40 in mindestens einem Fall Verdacht auf Artefaktkrankheit (Abb. 10). Diejenigen, die mindestens einen Verdachtsfall angegeben hatten, hatten im Mittel bei 2,38 Patienten einen solchen Verdacht. Zur Analytik wurden die Gruppen „kein Fall" und „mindestens ein Fall" betrachtet.

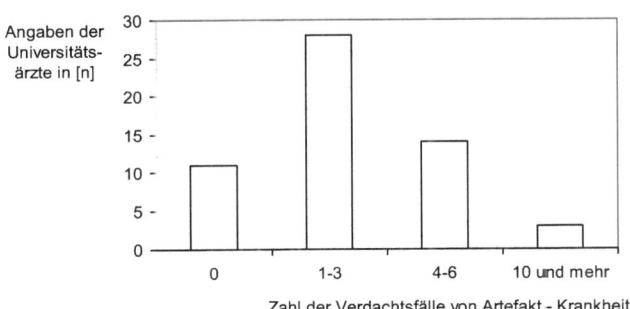

Abbildung 9: Antworten der Universitätsärzte auf die Frage: Bei wie vielen Patienten hatten Sie bereits Verdacht auf Artefaktkrankheit?

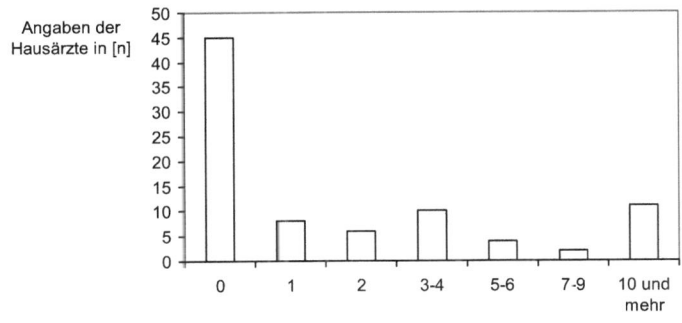

Abbildung 10: Antworten der Hausärzte auf die Frage: Bei wie vielen Patienten hatten Sie bereits Verdacht auf Artefaktkrankheit?

Bei hochgradigem Verdacht oder gestellter Diagnose wurde die Frage an die Universitätsärzte (n=38) und an die Hausärzte (n=50) gestellt: Haben Sie konfrontiert? (Abb. 11) Ärzte des Universitätsklinikums geben im fast gleichen Verhältnis zu den Hausärzten an, die Patienten mit der (Verdachts-)Diagnose konfrontiert zu haben. Es antworteten 31,6 % (12) der Universitätsärzte mit ‚Nein', mit ‚Ja' antworteten 68,4 % (26). 50 Hausärzte antworteten ebenfalls auf diese Frage, davon 42,0 % (21) mit ‚Nein'; mit ‚Ja' antworteten 58,0 % (29).

Nach Analysen (s. Kap 4.2) besteht kein signifikanter Unterschied zwischen den Angaben der befragten Arztgruppen.

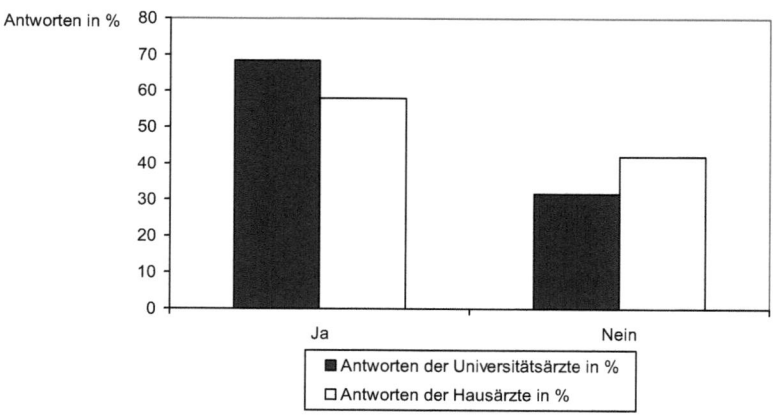

Abbildung 11: Antworten auf die Frage: Haben Sie die Patienten konfrontiert?

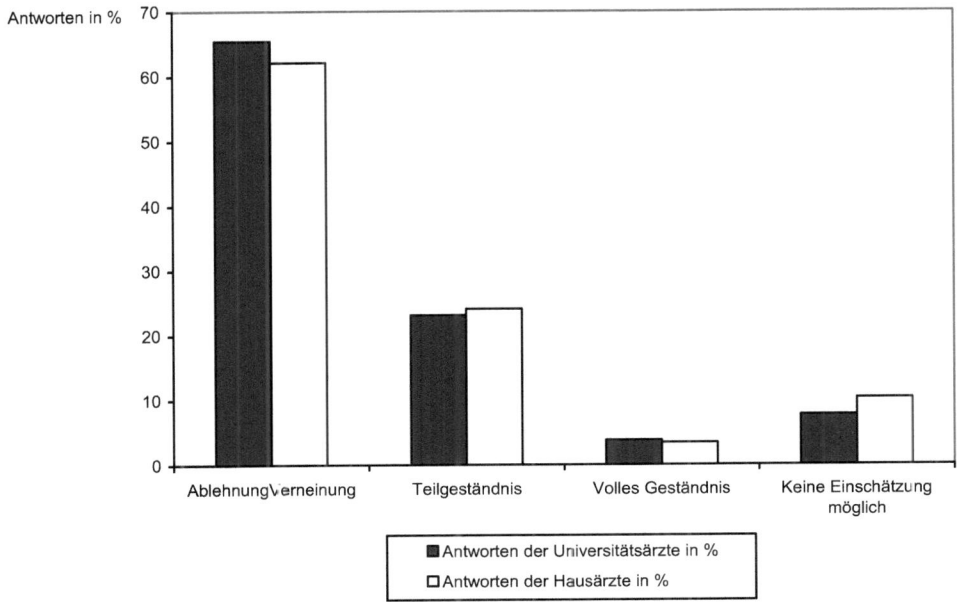

Abbildung 12: Antworten auf die Frage: Wie haben die Patienten auf die Konfrontation reagiert?

Insgesamt haben 26 Universitätsärzte und 29 Hausärzte konfrontiert (s. Abb. 11). Bei 65,4 % (17) der Universitätsärzte, die konfrontiert hatten, reagierten die Patienten mit Ablehnung und Verneinung, bei 23,1 % (6) mit Teilgeständnis, bei 3,8 % (1) mit vollem Geständnis. 7,7 % (2) Ärzten war keine Einschätzung möglich.

Bei 62,1 % (18) der Hausärzte, die konfrontiert hatten, reagierten die Patienten mit Ablehnung und Verneinung, bei 24,1 % (7) mit Teilgeständnis, bei 3,4 % (1) mit vollem Geständnis. 10,3 % (3) Ärzten war keine Einschätzung möglich. Zwischen den Angaben der befragten Arztgruppen besteht nach den Analysen (s. Kap. 4.2) kein signifikanter Unterschied.

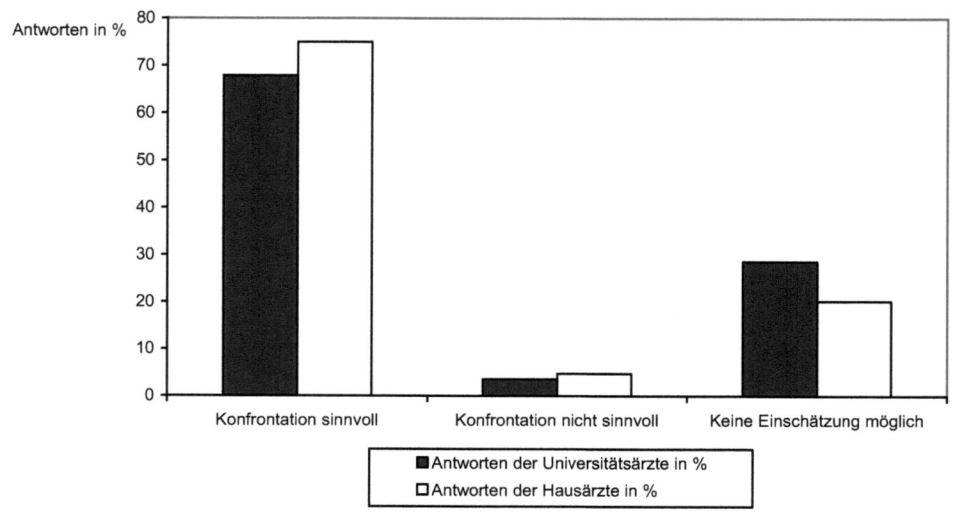

Abbildung 13: Antworten auf die Frage: Halten Sie eine Konfrontation für sinnvoll?

67,9 % (38) der 56 befragten Universitätsärzte hielten eine Konfrontation für sinnvoll, 3,6 % (2) taten dies nicht. 28,6 % (16) war keine Einschätzung möglich.

84 der Hausärzte antworteten auf diese Frage, 75,0 % (63) dieser 84 Hausärzte hielten eine Konfrontation für sinnvoll, 4,8 % (4) taten dies nicht. 20,2 % (17) war keine Einschätzung möglich (ein Hausarzt beantwortete diese Frage nicht).

Zwischen den Angaben der befragten Arztgruppen besteht nach den Analysen (s. Kap. 4.2) kein signifikanter Unterschied.

Auf die Frage, ob das Thema „Artifizielle Störungen" im Studium ausreichend thematisiert worden sei, antworteten von 84 Hausärzten 79,8 % (67) mit ‚Nein', 4,8 % (4) mit ‚Ja', 15,5 % (13) war hierzu keine Einschätzung möglich.

Die Universitätsärzte wurden zu diesem Thema nicht befragt.

4.2 Analytik

Die deskriptiven Ergebnisse aus Kapitel 4.1 wurden zur weiteren Analytik in Vierfeldertafeln dichotomisiert, die statistische Signifikanz jeweils mit dem χ^2-Test und dem 95 %-Konfidenzintervall (95 % Ci) der Odds Ratio (OR) getestet.

Geben Ärzte häufiger an, Kenntnis des Münchhausen-Syndroms als der Artefaktkrankheit zu haben?

- Es wurde analysiert, ob Hausärzte signifikant häufiger angeben, den Begriff MSy zu kennen als den Begriff AK.

H

	+	-	
MSy+	73	12	85
AK+	44	41	85
	117	53	170

$\chi^2 = 23{,}05$

$P = < 0{,}01$

$OR = 5{,}67$

$95\ \%\ Ci = 2{,}79 > OR < 11.03$

Tafel 1: Bekanntheitsgrade der Begriffe MSy vs. AK bei Hausärzten

Schlussfolgerung: Hausärzte kennen signifikant häufiger den Begriff MSy als den Begriff AK. Das Verhältnis beträgt 5,67 (OR = 5,67)

- Es wurde analysiert, ob Universitätsärzte signifikant häufiger angeben, den Begriff MSy zu kennen als den Begriff AK.

UK		+	-	
	MSy+	54	2	56
	AK+	28	28	56
		82	30	112

$\chi^2 = 30,77$

$P = < 0,01$

$OR = 9,02$

$95\ \%\ Ci = 6,78 > OR < 14,56$

Tafel 2: Bekanntheitsgrade der Begriffe MSy vs. AK bei Universitätsärzten

Schlussfolgerung: Universitätsärzte kennen signifikant häufiger den Begriff MSy als den Begriff AK. Das Verhältnis beträgt 9,02 (OR = 9,02)

Geben mehr Hausärzte mit Kenntnis der Artefaktkrankheit bzw. des Münchhausen-Syndroms an, Fälle gehabt zu haben als Hausärzte ohne entsprechende Kenntnis?

- Es wurde analysiert, ob Hausärzte in Abhängigkeit von der Kenntnis des Begriffs der Artefaktkrankheit (AK +) bzw. der Unkenntnis dieses Begriffes (AK -) mindestens ein Fall in der Praxiszeit gesehen haben (Fall-Praxis +) oder nicht (Fall-Praxis -).

Fall-Praxis

		+	-	
AK	+	20	22	42
	-	20	22	42
		40	44	84

$\chi^2 = 0{,}00$

$P = 1{,}00$

$OR = 1$

$95\ \%\ Ci = 0{,}39 < OR < 2{,}57$

Tafel 3: Fälle von AK in Abhängigkeit von der Kenntnis des Begriffes bei Hausärzten während Tätigkeit in der Praxis

Schlussfolgerung: Hausärzte mit und ohne Kenntnis der Artefaktkrankheit geben zu gleichen Verhältnissen (OR = 1) an, mindestens einen Fall in ihrer Praxis behandelt zu haben. Die Analyse gibt keinen Hinweis auf einen Zusammenhang. Die Ergebnisse zeigen nach beiden Tests keine signifikanten Unterschiede.

- Es wurde analysiert, ob Hausärzte in Abhängigkeit von der Kenntnis des Begriffs der Artefaktkrankheit (AK +) bzw. der Unkenntnis dieses Begriffes (AK -) mindestens ein Fall während der Tätigkeit im Krankenhaus gesehen haben (Fall-Krankenhaus +) oder nicht (Fall-Krankenhaus -).

Fall-Krankenhaus

AK

	+	-	
+	23	21	44
-	23	18	41
	46	39	85

$\chi^2 = 0,13$

$P = 0,72$

$OR = 0,86$

$95\ \%\ Ci = 0,33 < OR < 2,20$

Tafel 4: Fälle von AK in Abhängigkeit von der Kenntnis des Begriffes bei Hausärzten während Tätigkeit im Krankenhaus

Schlussfolgerung: Hausärzte mit und ohne Kenntnis der Artefaktkrankheit geben zu fast gleichen Verhältnissen (OR = 0,86) an, mindestens einen Fall während ihrer Tätigkeit im Krankenhaus gesehen zu haben. Die Analyse gibt keinen Hinweis auf einen Zusammenhang, Die Ergebnisse zeigen nach beiden Tests keine signifikanten Unterschiede.

- Es wurde analysiert, ob Hausärzte in Abhängigkeit von der Kenntnis des Begriffs des Münchhausen-Syndroms (MSy +) bzw. der Unkenntnis dieses Begriffes (MSy -) mindestens einen Fall in der Praxiszeit gesehen haben (Fall-Praxis +) oder nicht (Fall-Praxis -).

Fall-Praxis

MSy	+	-	
+	34	39	73
-	5	5	10
	39	44	83

$\chi^2 = 0,04$

$P = 0,84$

$OR = 0,87$

$95\% \, Ci = 0,20 < OR < 3,88$

Tafel 5: Fälle von MSy in Abhängigkeit von der Kenntnis des Begriffes bei Hausärzten während Tätigkeit in der Praxis

Schlussfolgerung: Hausärzte mit und ohne Kenntnis des Münchhausen-Syndroms geben zu fast (OR = 0,87) gleichen Verhältnissen an, mindestens einen Fall in ihrer Praxis gesehen zu haben. Die Analyse gibt keinen Hinweis auf einen Zusammenhang. Die Ergebnisse zeigen nach beiden Tests keine signifikanten Unterschiede.

- Es wurde analysiert, ob Hausärzte in Abhängigkeit von der Kenntnis des Begriffs des Münchhausen-Syndroms (MSy +) bzw. der Unkenntnis dieses Begriffes (MSy -) mindestens einen Fall während der Tätigkeit im Krankenhaus gesehen haben (Fall-Krankenhaus +) oder nicht (Fall-Krankenhaus -).

Fall-Krankenhaus

MSy

	+	-	
+	39	34	73
-	7	3	10
	46	37	83

$\chi^2 = 0,98$

$P = 0,32$

$OR = 0,49$

$95\ \%\ Ci = 0,09 < OR < 2,36$

Tafel 6: Fälle von MSy in Abhängigkeit von der Kenntnis des Begriffes bei Hausärzten während Tätigkeit im Krankenhaus

Schlussfolgerung: Hausärzte mit und ohne Kenntnis des Münchhausen-Syndroms geben zu fast (OR = 0,49) gleichen Verhältnissen an, mindestens einen Fall im Krankenhaus gesehen zu haben. Die Analyse gibt keinen Hinweis auf einen Zusammenhang. Die Ergebnisse zeigen nach beiden Tests keine signifikanten Unterschiede.

Geben Hausärzte mit kürzerer ärztlicher Tätigkeit häufiger als jene mit längerer ärztlicher Tätigkeit an, die Begriffe Artefaktkrankheit bzw. Münchhausen-Syndrom zu kennen?

- Es wurde analysiert, ob in Abhängigkeit von den Jahren ärztlicher Tätigkeit Hausärzte mit bis zu 20 Jahren ärztlicher Tätigkeit (JäT ≤ 20) und Hausärzte mit über 20 Jahren ärztlicher Tätigkeit (JäT > 20) angaben, den Begriff „Artefaktkrankheit" zu kennen (AK +) oder nicht (AK -).

AK-bekannt

JäT	+	-	
≤20	20	19	39
>20	24	20	44
	44	39	83

$\chi^2 = 0,09$

$P = 0,77$

$OR = 0,88$

$95\% \, Ci = 0,34 < OR < 2,28$

Tafel 7: Bekanntheitsgrad des Begriffes AK in Abhängigkeit von den JäT bei Hausärzten

Schlussfolgerung: Hausärzte mit bis zu 20 Jahren Berufserfahrung und Hausärzte mit über 20 Jahren Berufserfahrung geben zu fast gleichen Verhältnissen (OR = 0,88) an, den Begriff „Artefaktkrankheit" zu kennen. Die Analyse gibt keinen Hinweis auf einen Zusammenhang. Die Ergebnisse zeigen nach beiden Tests keine signifikanten Unterschiede.

- Es wurde analysiert, ob in Abhängigkeit von den Jahren ärztlicher Tätigkeit Hausärzte mit bis zu 20 Jahren ärztlicher Tätigkeit (JäT ≤ 20) und Hausärzte mit über 20 Jahren ärztlicher Tätigkeit (JäT > 20) angaben, den Begriff „Münchhausen-Syndrom" zu kennen (MSy +) oder nicht (MSy -).

MSy-bekannt

JäT	+	-	
≤20	35	3	38
>20	38	7	45
	73	10	83

$\chi^2 = 1,14$

$P = 0,29$

$OR = 2,15$

95 % Ci = 0,45 < OR < 11,5

Tafel 8: Bekanntheitsgrad des Begriffes MSy in Abhängigkeit von den JäT bei Hausärzten

Schlussfolgerung: Hausärzte mit bis zu 20 Jahren Berufserfahrung und Ärzte mit über 20 Jahren Berufserfahrung geben zu fast gleichen Verhältnissen (OR = 2,15) an, den Begriff „Münchhausen-Syndrom" zu kennen. Die Analyse gibt keinen Hinweis auf einen Zusammenhang. Die Ergebnisse zeigen nach beiden Tests keine signifikanten Unterschiede.

Geben Hausärzte mit kürzerer ärztlicher Tätigkeit häufiger an, Fälle mit Artefaktkrankheit gehabt zu haben als jene, die schon länger tätig sind?

- Es wurde analysiert, ob in Abhängigkeit von den Jahren ärztlicher Tätigkeit Hausärzte mit bis zu 20 Jahren ärztlicher Tätigkeit (JäT ≤ 20) und Hausärzte mit über 20 Jahren ärztlicher Tätigkeit (JäT > 20) angaben, mindestens einen Fall in der Praxis (Fall-Praxis +) gehabt zu haben oder nicht (Fall-Praxis -).

	Fall-Praxis		
	+	-	
JäT ≤20	19	20	39
JäT >20	21	24	45
	40	44	84

$\chi^2 = 0,04$

$P = 0,85$

$OR = 1,09$

95 % Ci = 0,42 < OR < 2,80

Tafel 9: Fälle von AK in der Praxis in Abhängigkeit von den JäT bei Hausärzten

Schlussfolgerung: Hausärzte mit bis zu 20 Jahren ärztlicher Tätigkeit geben zu fast gleichen Verhältnissen (OR = 1,09) wie solche mit über 20 Jahren ärztlicher Tätigkeit an, einen Fall in der Praxis gehabt zu haben.

Die Analyse gibt keinen Hinweis auf einen Zusammenhang. Die Ergebnisse zeigen nach beiden Tests keine signifikanten Unterschiede.

- Es wurde analysiert, ob in Abhängigkeit von den Jahren ärztlicher Tätigkeit Hausärzte mit bis zu 20 Jahren ärztlicher Tätigkeit (JäT ≤ 20) und Hausärzte mit über 20 Jahren ärztlicher Tätigkeit (JäT > 20) angaben, mindestens einen Fall im Krankenhaus (Fall – Krankenhaus +) gehabt zu haben oder nicht (Fall – Krankenhaus -).

JäT	Fall-Krankenhaus		
	+	-	
≤20	30	9	39
>20	16	29	45
	46	38	84

$\chi^2 = 14,43$

$P = < 0,01$

$OR = 6,04$

$95\% \text{ Ci} = 2,10 < OR < 17,91$

Tafel 10: Fälle von AK während der Tätigkeit im Krankenhaus in Abhängigkeit von den JäT bei Hausärzten

Schlussfolgerung: Hausärzte mit bis zu 20 Jahren ärztlicher Tätigkeit geben im Verhältnis 6,04 zu solchen mit über 20 Jahren ärztlicher Tätigkeit an, einen Fall im Krankenhaus gehabt zu haben.

Die Analyse gibt Hinweis auf einen Zusammenhang. Nach beiden Tests zeigt sich, dass Hausärzte mit bis zu 20 Jahren ärztlicher Tätigkeit signifikant häufiger angaben, einen Fall im Krankenhaus gehabt zu haben, als solche mit über 20 Jahren ärztlicher Tätigkeit.

Geben Hausärzte – aufgeteilt in JäT – häufiger an, mindestens einen Fall während ihrer Krankenhaustätigkeit behandelt zu haben, als während ihrer Praxistätigkeit?

- Es wurde analysiert, wie viele der Hausärzte angaben, Fälle (Fall +) von artifizieller Störung während ihrer Tätigkeit im Krankenhaus (H – KH) behandelt zu haben oder nicht (Fall -). Dies wurde verglichen mit den Angaben oben genannter Hausärzte bezüglich behandelter Fälle von artifizieller Störung während ihrer Tätigkeit in der Praxis (H – PR).

	Fall +	Fall -	
H-KH	46	39	85
	40	45	85
	86	84	170

$\chi^2 = 0,85$

$P = 0,36$

$OR = 1,33$

$95\,\%\ Ci = 0,69 < OR < 2,54$

Tafel 11: Fälle von AK während Tätigkeit im Krankenhaus vs. Tätigkeit in der Praxis bei Hausärzten

Schlussfolgerung: Hausärzte geben an, zu fast gleichen Verhältnissen während ihrer Tätigkeit im Krankenhaus Fälle behandelt zu haben wie während ihrer Tätigkeit in der Praxis.

Die Analyse gibt keinen Hinweis auf Zusammenhang. Die Ergebnisse zeigen nach beiden Tests keine signifikanten Unterschiede.

Geben mehr Ärzte des Universitätsklinikums als Hausärzte an, Fälle von Artefaktkrankheit oder Münchhausen-Syndrom gehabt zu haben?

- Es wurde analysiert, ob sich die Anzahl der Ärzte des Universitätsklinikums (UK) mit (Fall +) oder ohne Fall (Fall -) von artifizieller Störung von der Anzahl der befragten Hausärzte mit mindestens einem Fall während ihrer Tätigkeit im Krankenhaus (H – KH) unterscheidet.

	Fall +	Fall -	
UK	38	18	56
H-KH	46	39	85
	84	57	141

$\chi^2 = 2{,}65$

$P = 0{,}10$

$OR = 1{,}79$

$95\,\% \; Ci = 0{,}84 < OR < 3{,}85$

Tafel 12: Fälle von AK bei Universitätsärzten vs. Hausärzten während der Tätigkeit im Krankenhaus

Schlussfolgerung: Ärzte des Universitätsklinikums geben im Verhältnis 1,79 zu den Hausärzten während ihrer Tätigkeit im Krankenhaus an, mindestens einen Fall behandelt zu haben. Die Analyse lässt einen Zusammenhang vermuten. Die Ergebnisse zeigen jedoch nach beiden Tests keine signifikanten Unterschiede.

- Es wurde analysiert, ob sich die Anzahl der Ärzte des Universitätsklinikums (UK) mit (Fall +) oder ohne Fall (Fall -) von artifizieller Störung von der Anzahl der befragten Hausärzte mit oder ohne Fall während ihrer Tätigkeit in der Praxis (H – PR) unterscheidet.

	Fall +	Fall -	
UK	38	18	56
H-PR	40	45	85
	78	63	141

$\chi^2 = 5{,}91$

$P = 0{,}02$

$OR = 2{,}38$

$95\ \%\ Ci = 1{,}11 < OR < 5{,}11$

Tafel 13: Fälle von AK bei Universitätsärzten vs. Hausärzten während der Tätigkeit in der Praxis

Schlussfolgerung: Ärzte des Universitätsklinikums geben im Verhältnis 2,38 zu Hausärzten an, während ihrer Tätigkeit in der Praxis mindestens einen Fall von Artefaktkrankheit behandelt zu haben.

Die Analyse gibt Hinweis auf einen Zusammenhang. Nach beiden Tests zeigt sich, dass Ärzte des Universitätsklinikums signifikant häufiger angeben, mindestens einen Fall von Artefaktkrankheit behandelt zu haben als Hausärzte während ihrer Tätigkeit in der Praxis.

Geben Ärzte der Universitätsklinik häufiger als Hausärzte an, mindestens einen Fall behandelt zu haben? Die in JäT aufgeteilten Hausärzte wurden weiter unterteilt nach Krankenhaus- bzw. Praxistätigkeit.

- Untersucht werden soll, ob sich die Zahl der Ärzte des Universitätsklinikums mit (Fall +) oder ohne Fall (Fall -) von Artefaktkrankheit während der Krankenhaustätigkeit (UK – KH) von der Anzahl der Hausärzte mit bis zu 20 Jahren ärztlicher Tätigkeit mit mindestens einem Fall während ihrer Krankenhaustätigkeit (H ≤ 20-KH) unterscheidet.

		Fall +	Fall -	
UK	KH	38	18	56
H ≤20JäT	KH	30	9	39
		68	27	95

$\chi^2 = 0{,}93$

$P = 0{,}34$

$OR = 0{,}63$

95 % Ci = 0,22 < OR < 1,76

Tafel 14: Fälle von AK bei Universitätsärzten vs. Hausärzten ≤ 20JäT während der Tätigkeit im Krankenhaus

Schlussfolgerung: Ärzte des Universitätsklinikums geben im Verhältnis von 0,63 zu Hausärzten mit bis zu 20 Jahren ärztlicher Tätigkeit an, mindestens einen Fall im Krankenhaus behandelt zu haben.

Die Analyse gibt keinen Hinweis auf einen Zusammenhang. Die Ergebnisse zeigen nach beiden Tests keine signifikanten Unterschiede.

- Untersucht werden soll, ob sich die Zahl der Ärzte des Universitätsklinikums mit (Fall +) oder ohne Fall (Fall -) während der Krankenhaustätigkeit (UK – KH) von der Anzahl der Hausärzte mit über 20 Jahren ärztlicher Tätigkeit mit Fall während ihrer Krankenhaustätigkeit (H > 20-KH) unterscheidet.

	Fall		
	+	-	
UK KH	38	18	56
H >20JäT KH	16	29	45
	54	47	101

$\chi^2 = 10{,}46$

$P = < 0{,}01$

$OR = 3{,}83$

$95\ \%\ Ci = 1{,}55 < OR < 9{,}59$

Tafel 15: Fälle von AK bei Universitätsärzten vs. Hausärzten > 20JäT während der Tätigkeit im Krankenhaus

Schlussfolgerung: Ärzte des Universitätsklinikums geben im Verhältnis von 3,83 zu Hausärzten mit über 20 Jahren ärztlicher Tätigkeit an, mindestens einen Fall im Krankenhaus behandelt zu haben.

Die Analyse gibt Hinweis auf einen Zusammenhang. Nach beiden Tests zeigt sich, dass Ärzte des Universitätsklinikums signifikant häufiger angeben, mindestens einen Fall von Artefaktkrankheit während ihrer Tätigkeit im Krankenhaus behandelt zu haben, als Hausärzte mit über 20 Jahren ärztlicher Tätigkeit.

- Untersucht werden soll, ob sich die Zahl der Ärzte des Universitätsklinikums mit (Fall +) oder ohne Fall (Fall -) während der Krankenhaustätigkeit (UK – KH) von der Anzahl der Hausärzte mit bis zu 20 Jahren ärztlicher Tätigkeit mit mindestens einem Fall während ihrer Praxistätigkeit (H ≤20-PR) unterscheidet.

UK	Fall	+	-	
	KH	38	18	56
H ≤20JäT	PR	19	20	39
		57	38	95

$\chi^2 = 3,51$

$P = 0,06$

$OR = 2,22$

$95\ \%\ Ci = 0,88 < OR < 5,64$

Tafel 16: Fälle von AK bei Universitätsärzten vs. Hausärzten ≤ 20JäT während der Tätigkeit in der Praxis

Schlussfolgerung: Das Verhältnis der Zahl der Ärzte des Universitätsklinikums mit „Fall im Krankenhaus" zu jener der Hausärzte mit bis zu 20 Jahren ärztlicher Tätigkeit mit „Fall in Praxis" beträgt 2,22.

Die Analyse gibt Hinweis auf einen Zusammenhang, die Ergebnisse zeigen jedoch nach beiden Tests keine signifikanten Unterschiede.

- Untersucht werden soll, ob sich die Zahl der Ärzte des Universitätsklinikums mit (Fall +) oder ohne Fall (Fall -) während der Krankenhaustätigkeit (UK – KH) von jener der Hausärzte mit über 20 Jahren ärztlicher Tätigkeit mit Fall während der Praxistätigkeit (H > 20-PR) unterscheidet.

	Fall +	Fall -	
UK KH	38	18	56
H >20JäT PR	21	24	45
	59	42	101

$\chi^2 = 4{,}61$

$P = 0{,}03$

$OR = 2{,}41$

$95\,\%\ Ci = 0{,}99 < OR < 5{,}90$

Tafel 17: Fälle von AK bei Universitätsärzten vs. Hausärzten > 20JäT während der Tätigkeit in der Praxis

Schlussfolgerung: Das Verhältnis der Zahl der Ärzte des Universitätsklinikums mit „Fall im Krankenhaus" zu jener der Hausärzte mit über 20 Jahren ärztlicher Tätigkeit mit „Fall in Praxis" beträgt 2,41.

Die Analyse gibt Hinweis auf einen Zusammenhang. Im Chi-Quadrat Test zeigt sich ein signifikanter Unterschied.

Geben Hausärzte mit kürzerer ärztlicher Tätigkeit häufiger an, mindestens einen Verdacht auf Artefaktkrankheit gehabt zu haben als jene, die schon länger tätig sind?

und

Geben Ärzte der Universitätsklinik häufiger als Hausärzte aufgeteilt in Jahre ärztlicher Tätigkeit an, mindestens einen Verdacht gehabt zu haben?

- Es wurde analysiert, in welchem Verhältnis Hausärzte mit bis zu 20 Jahren ärztlicher Tätigkeit und Hausärzte mit über 20 Jahren ärztlicher Tätigkeit angaben, bereits Verdacht auf artifizielle Störung (Verdacht +) gehabt zu haben oder nicht (Verdacht -).

JäT

Verdacht

	+	-	
≤20	19	20	39
>20	21	23	44
	40	43	83

$\chi^2 = 0{,}01$

$P = 0{,}93$

$OR = 1{,}04$

$95\,\%\ Ci = 0{,}40 < OR < 2{,}70$

Tafel 18: Verdacht auf AK bei Hausärzten ≤ 20JäT vs. >20 JäT

Schlussfolgerung: Ärzte mit bis zu 20 Jahren ärztlicher Tätigkeit und über 20 Jahren ärztlicher Tätigkeit geben im gleichen Verhältnis an, bereits Verdacht auf artifizielle Störung bei Patienten gehabt zu haben. Die Analyse gibt keinen Hinweis auf einen Zusammenhang. Die Ergebnisse zeigen nach beiden Tests keine signifikanten Unterschiede.

- Es wurde analysiert, ob sich die Zahl der Ärzte des Universitätsklinikums (UK) mit (Verdacht +) oder ohne Verdacht (Verdacht -) auf artifizielle Störung von jener der Hausärzte (H) unterscheidet.

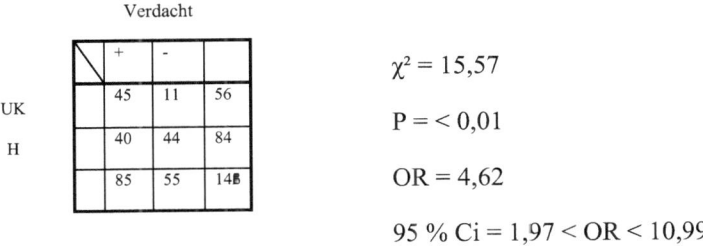

$\chi^2 = 15,57$

$P = < 0,01$

$OR = 4,62$

95 % Ci = 1,97 < OR < 10,99

Tafel 19: Verdacht auf AK bei Universitätsärzten vs. Hausärzten

Schlussfolgerung: Ärzte des Universitätsklinikums geben im Verhältnis 4,62 zu den befragten Hausärzten an, bereits Verdacht auf artifizielle Störung gehabt zu haben. Die Analyse zeigt einen Zusammenhang und nach beiden Tests zeigt sich, dass Ärzte des Universitätsklinikums signifikant häufiger angeben, Verdacht auf artifizielle Störung gehabt zu haben, als die befragten Hausärzte.

- Es wurde analysiert, ob sich die Zahl der Ärzte des Universitätsklinikums (UK) mit (Verdacht +) oder ohne Verdacht (Verdacht -) auf artifizielle Störung von jener der Hausärzte mit bis zu 20 Jahren ärztlicher Tätigkeit (H ≤ 20JäT) unterscheidet.

Verdacht

	+	-	
UK	45	11	56
H ≤20JäT	19	20	39
	64	331	95

$\chi^2 = 10,47$

P = < 0,01

OR = 4,31

95 % Ci = 1,58 < OR < 11,91

Tafel 20: Verdacht auf AK bei Universitätsärzten vs. Hausärzten ≤ 20JäT

Schlussfolgerung: Ärzte des Universitätsklinikums geben im Verhältnis 4,31 zu den befragten Hausärzten mit bis zu 20 Jahren ärztlicher Tätigkeit an, bereits Verdacht auf artifizielle Störung gehabt zu haben. Die Analyse zeigt einen Zusammenhang und nach beiden Tests zeigt sich, dass Ärzte des Universitätsklinikums signifikant häufiger angeben, Verdacht auf artifizielle Störung gehabt zu haben, als die befragten Hausärzte mit bis zu 20 Jahren ärztlicher Tätigkeit.

- Es wurde analysiert, ob sich die Zahl der Ärzte des Universitätsklinikums (UK) mit (Verdacht +) oder ohne Verdacht (Verdacht -) auf artifizielle Störung von jener der Hausärzte mit über 20 Jahren ärztlicher Tätigkeit (H > 20JäT) unterscheidet.

	Verdacht		
	+	-	
UK	45	11	56
H >20JäT	21	23	44
	66	34	100

$\chi^2 = 11,69$

$P = < 0,01$

$OR = 4,48$

$95\% \, Ci = 1,70 < OR < 12,03$

Tafel 21: Verdacht auf AK bei Universitätsärzten vs. Hausärzten> 20JäT

Schlussfolgerung: Ärzte des Universitätsklinikums geben im Verhältnis 4,48 zu den befragten Hausärzten mit über 20 Jahren ärztlicher Tätigkeit an, bereits Verdacht auf artifizielle Störung gehabt zu haben. Die Analyse zeigt einen Zusammenhang und nach beiden Tests zeigt sich, dass Ärzte des Universitätsklinikums signifikant häufiger angeben, Verdacht auf artifizielle Störung gehabt zu haben, als die befragten Hausärzte mit über 20 Jahren ärztlicher Tätigkeit.

Erachten Ärzte des Universitätsklinikums eine Konfrontation der Patienten mit der (Verdachts-)Diagnose häufiger für sinnvoll als Hausärzte?

und

Geben Hausärzte mit kürzerer ärztlicher Tätigkeit häufiger an, eine Konfrontation der Patienten mit der (Verdachts-)Diagnose für sinnvoll zu halten als jene, die schon länger tätig sind?

- Es wurde analysiert, wie viele der Ärzte des Universitätsklinikums (UK) im Vergleich zu den Hausärzten (H) eine Konfrontation (Konfront. sinnvoll +) der Patienten mit der (Verdachts-)Diagnose für sinnvoll halten oder nicht (Konfront. sinnvoll -).

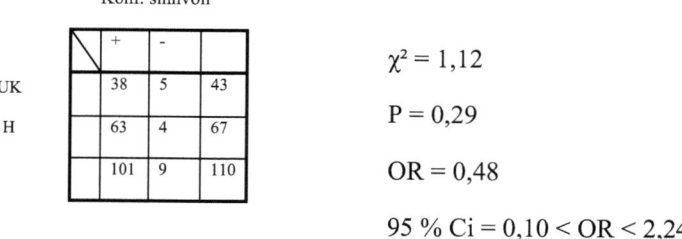

$\chi^2 = 1,12$

$P = 0,29$

$OR = 0,48$

95 % Ci = 0,10 < OR < 2,24

Tafel 22: Sinn einer Konfrontation nach Meinung der Universitätsärzte vs. der Hausärzte

Schlussfolgerung: Ärzte des Universitätsklinikums geben im Verhältnis 0,48 im Vergleich zu den Hausärzten an, eine Konfrontation für sinnvoll zu halten. Die Analyse lässt einen Zusammenhang vermuten, die Ergebnisse zeigen jedoch nach beiden Tests keine signifikanten Unterschiede.

- Untersucht wurde, ob in Abhängigkeit von den Jahren ärztlicher Tätigkeit ein Unterschied bei Beantwortung auf die Frage besteht, ob eine Konfrontation für sinnvoll gehalten wird.

32 der Ärzte mit bis zu 20 Jahren ärztlicher Tätigkeit beantworteten die Frage mit ‚Ja', 2 dieser Ärzte mit ‚Nein'. Ähnlich verhielt es sich bei den Ärzten mit über 20 Jahren ärztlicher Tätigkeit, von denen 31 mit ‚Ja' antworteten, und ebenfalls 2 mit ‚Nein'.

Schlussfolgerung: Für eine sinnvolle Auswertung mit einem der oben verwendeten Tests ist die Zahl derer, welche mit ‚Nein' antworteten (in beiden Gruppen 2 Personen) zu klein. Anhand der Verteilung ist zu erkennen, dass kein Unterschied zwischen den beiden Gruppen besteht. Somit gibt die Analyse Hinweis darauf, dass kein Zusammenhang zwischen der unabhängigen (Jahre ärztlicher Tätigkeit) und der abhängigen (Konfrontation sinnvoll oder nicht) Variable besteht.

- Untersucht wurde, ob zwischen Hausärzten mit bis zu 20 Jahren ärztlicher Tätigkeit und Ärzten des Universitätsklinikums ein Unterschied bei der Beantwortung auf die Frage besteht, ob eine Konfrontation für sinnvoll gehalten wird.

38 der Ärzte des Universitätsklinikums beantworteten die Frage mit ‚Ja', 5 dieser Ärzte mit ‚Nein'. Ähnlich verhielt es sich bei den Hausärzten mit bis zu 20 Jahren ärztlicher Tätigkeit, von denen 32 mit ‚Ja' antworteten, und 2 mit ‚Nein'.

Schlussfolgerung: Für eine sinnvolle Auswertung mit einem der oben verwendeten Tests ist die Zahl derer, welche mit ‚Nein' antworteten (in der Gruppe der Ärzte des Universitätsklinikums 5, in der Hausarzt-Gruppe 2 Personen) zu klein. Anhand der Verteilung ist zu erkennen, dass kein Unterschied zwischen den beiden Gruppen besteht. Somit gibt die Analyse Hinweis darauf, dass kein Zusammenhang zwischen der unabhängigen (Hausärzte mit ≤ 20JäT bzw. Ärzte des Universitätsklinikums) und der abhängigen (Konfrontation sinnvoll oder nicht) Variable besteht.

- Untersucht wurde, ob zwischen Hausärzten mit über 20 Jahren ärztlicher Tätigkeit und Ärzten des Universitätsklinikums ein Unterschied bei der Beantwortung auf die Frage besteht, ob eine Konfrontation für sinnvoll gehalten wird.

38 der Ärzte des Universitätsklinikums beantworteten die Frage mit ‚Ja', 5 dieser Ärzte mit ‚Nein'. Ähnlich verhielt es sich bei den Hausärzten mit über 20 Jahren ärztlicher Tätigkeit, von denen 31 mit ‚Ja' antworteten, und 2 mit ‚Nein'.

Schlussfolgerung: Für eine sinnvolle Auswertung mit einem der oben verwendeten Tests ist die Zahl derer, welche mit ‚Nein' antworteten (in der Gruppe der Ärzte des Universitätsklinikums 5, in der Hausarzt-Gruppe 2) zu klein. Anhand der Verteilung ist zu erkennen, dass kein Unterschied zwischen den beiden Gruppen besteht. Somit gibt die Analyse Hinweis darauf, dass kein Zusammenhang zwischen der unabhängigen (Hausärzte mit > 20JäT bzw. Ärzte des Universitätsklinikums) und der abhängigen (Konfrontation sinnvoll oder nicht) Variable besteht.

Konfrontieren Hausärzte mit kürzerer ärztlicher Tätigkeit ihre Patienten häufiger mit der (Verdachts-)Diagnose als die, deren Beginn der ärztlichen Tätigkeit weiter zurückliegt?

und

Konfrontieren die an einer Universitätsklinik tätigen Ärzte ihre Patienten häufiger mit der (Verdachts-)Diagnose als Hausärzte?

- Es wurde analysiert, ob in Abhängigkeit von den Jahren ärztlicher Tätigkeit Hausärzte mit bis zu 20 Jahren ärztlicher Tätigkeit (JäT $\leq$ 20) und Hausärzte mit über 20 Jahren ärztlicher Tätigkeit (JäT > 20), die Patienten mit der (Verdachts-) Diagnose einer artifiziellen Störung konfrontierten (Konfrontation +) oder nicht (Konfrontation -).

	Konfrontation		
JäT	+	-	
$\leq$20	15	10	26
>20	13	11	22
	29	21	50

$\chi^2 = 0,2$

$P = 0,60$

$OR = 1,35$

$95\% \, Ci = 0,38 < OR < 4,87$

Tafel 23: Konfrontation der Patienten bei Verdacht durch Hausärzte in Abhängigkeit von den JäT

Schlussfolgerung: Hausärzte mit bis zu 20 Jahren ärztlicher Tätigkeit geben in fast gleichem Verhältnis zu solchen mit über 20 Jahren ärztlicher Tätigkeit an, die Patienten mit der (Verdachts-)Diagnose konfrontiert zu haben. Die Analyse gibt keinen Hinweis auf einen Zusammenhang. Die Ergebnisse zeigen nach beiden Tests keine signifikanten Unterschiede.

- Es wurde analysiert, wie viele Ärzte des Universitätsklinikums (UK) im Vergleich zu den Hausärzten (H) die Patienten mit der (Verdachts-) Diagnose einer artifiziellen Störung konfrontierten (Konfrontation +) oder nicht (Konfrontation -).

Konfrontation

	+	-	
UK	26	12	38
H	29	21	50
	55	33	88

$\chi^2 = 1,00$

$P = 0,32$

$OR = 1,57$

$95\% \text{ Ci} = 0,59 < OR < 4,19$

Tafel 24: Konfrontation der Patienten bei Verdacht durch Hausärzte vs. Universitätsärzte

Schlussfolgerung: Ärzte des Universitätsklinikums geben im fast gleichen Verhältnis zu den Hausärzten an, die Patienten mit der (Verdachts-)Diagnose konfrontiert zu haben. Die Analyse gibt keinen Hinweis auf einen Zusammenhang. Die Ergebnisse zeigen nach beiden Tests keine signifikanten Unterschiede.

- Es wurde analysiert, wie viele Ärzte des Universitätsklinikums (UK) im Vergleich zu den Hausärzten mit bis zu 20 Jahren ärztlicher Tätigkeit (H ≤ 20) die Patienten mit der (Verdachts-)Diagnose einer artifiziellen Störung konfrontierten (Konfrontation +) oder nicht (Konfrontation -).

Konfrontation

	+	-	
UK	26	12	38
H ≤20	16	10	26
	42	22	84

$\chi^2 = 0{,}32$

$P = 0{,}57$

$OR = 1{,}35$

$95\ \%\ Ci = 0{,}42 < OR < 4{,}38$

Tafel 25: Konfrontation der Patienten bei Verdacht durch Universitätsärzte vs. Hausärzte mit JäT ≤ 20

Schlussfolgerung: Ärzte des Universitätsklinikums geben im fast gleichen Verhältnis zu den Hausärzten mit bis zu 20 Jahren ärztlicher Tätigkeit an, die Patienten mit der (Verdachts-)Diagnose konfrontiert zu haben. Die Analyse gibt keinen Hinweis auf einen Zusammenhang. Die Ergebnisse zeigen nach beiden Tests keine signifikanten Unterschiede.

- Es wurde analysiert, wie viele Ärzte des Universitätsklinikums (UK) im Vergleich zu den Hausärzten mit über 20 Jahren ärztlicher Tätigkeit (H > 20) die Patienten mit der (Verdachts-)Diagnose einer artifiziellen Störung konfrontierten (Konfrontation +) oder nicht (Konfrontation -).

Konfrontation

	+	-	
UK	26	12	38
H >20	13	11	24
	39	23	62

$\chi^2 = 1{,}28$

$P = 0{,}26$

$OR = 1{,}83$

$95\,\%\ Ci = 0{,}56 < OR < 6{,}03$

Tafel 26: Konfrontation der Patienten bei Verdacht durch Universitätsärzte vs. Hausärzte mit JäT > 20

Schlussfolgerung: Ärzte des Universitätsklinikums geben im Verhältnis 1,83 im Vergleich zu den Hausärzten mit über 20 Jahren ärztlicher Tätigkeit an, die Patienten mit der (Verdachts-)Diagnose konfrontiert zu haben. Die Analyse gibt Hinweis auf einen Zusammenhang. Die Ergebnisse zeigen jedoch nach beiden Tests keine signifikanten Unterschiede.

Konfrontierten Hausärzte mit bis zu 20 Jahren ärztlicher Tätigkeit, welche eine Konfrontation für sinnvoll halten, die Patienten häufiger mit der (Verdachts)-Diagnose als Hausärzte mit über 20 Jahren ärztlicher Tätigkeit, die eine Konfrontation für sinnvoll halten?

und

Konfrontierten Ärzte des Universitätsklinikums, die eine Konfrontation für sinnvoll halten, die Patienten häufiger mit der (Verdachts-)Diagnose als Hausärzte, die eine Konfrontation für sinnvoll halten?

- Es wurde analysiert, wie sich die Zahl der Hausärzte mit bis zu 20 Jahren ärztlicher Tätigkeit (≤ 20 JäT), die eine Konfrontation für sinnvoll halten und konfrontiert haben (Konf.sinnvoll+Konf +) bzw. die eine Konfrontation für sinnvoll halten jedoch nicht konfrontiert haben (Konf.sinnvoll+Konf -), von jener der Hausärzte mit über 20 Jahren ärztlicher Tätigkeit (> 20 JäT) unterscheidet.

Konf.sinnvoll+Konf.

JäT	+	-	
≤ 20	16	6	22
>20	10	8	18
	26	14	40

$\chi^2 = 1,28$

$P = 0,26$

$OR = 2,13$

$95\% \text{ Ci} = 0,47 < OR < 9,90$

Tafel 27: Konfrontation der Patienten bei Verdacht und ‚sinnvoll halten' einer Konfrontation durch Hausärzte mit in Abhängigkeit von den JäT

Schlussfolgerung: Bei den Hausärzten, die eine Konfrontation für sinnvoll halten und konfrontiert haben bzw. denen, die eine Konfrontation für sinnvoll halten jedoch nicht konfrontiert haben, beträgt das Verhältnis derer mit bis zu 20 Jahren ärztlicher Tätigkeit zu den jenen mit über 20 Jahren ärztlicher Tätigkeit 2,13.
Die Ergebnisse zeigen jedoch keine signifikanten Unterschiede.

- Untersucht wurde, wie sich die Zahl der Ärzte des Universitätsklinikums, die Konfrontation für sinnvoll halten und konfrontiert haben bzw. die eine Konfrontation für sinnvoll halten jedoch nicht konfrontiert haben, von jener der Hausärzte unterscheidet.

Von 24 Ärzten des Universitätsklinikums, die eine Konfrontation für sinnvoll hielten, haben 23 angegeben, die Patienten konfrontiert zu haben. Ein Arzt gab an, die Patienten nicht konfrontiert zu haben. Von 40 Hausärzten, die eine Konfrontation für sinnvoll hielten, haben 26 angegeben, die Patienten konfrontiert zu haben, 14 gaben an, die Patienten nicht konfrontiert zu haben.

Schlussfolgerung: Für eine sinnvolle Auswertung mit einem der oben verwendeten Tests ist die Zahl derer in der Hausarzt-Gruppe welche mit ‚Nein' antworteten (1 Person) zu klein. Anhand der Verteilung ist jedoch zu erkennen, dass bei den Ärzten des Universitätsklinikums eine auffallend größere Tendenz besteht zu konfrontieren, wenn Konfrontation für sinnvoll erachtet wird. Die Analyse gibt somit Hinweis auf einen Zusammenhang zwischen unabhängiger (Ärzte des Universitätsklinikums bzw. Hausärzte welche Konfrontation für sinnvoll halten) und abhängiger Variable (Konfrontation stattgefunden oder nicht).

- Untersucht wurde, wie sich die Zahl der Ärzte des Universitätsklinikums, die Konfrontation für sinnvoll halten und konfrontiert haben, bzw. die eine Konfrontation für sinnvoll halten jedoch nicht konfrontiert haben, von jener der Hausärzte mit bis zu 20 Jahren ärztlicher Tätigkeit unterscheidet.

Von 24 Ärzten des Universitätsklinikums mit oder mit Verdacht Artefakt-Patienten, die eine Konfrontation für sinnvoll hielten, haben 23 angegeben, die Patienten konfrontiert zu haben. Ein Arzt gab an, die Patienten nicht konfrontiert zu haben.

Von 22 Hausärzten mit bis zu 20 Jahren ärztlicher Tätigkeit mit Artefakt-Patienten oder mit einem solchen Verdacht, die eine Konfrontation für sinnvoll hielten, haben 16 angegeben, die Patienten konfrontiert zu haben; 6 gaben an, die Patienten nicht konfrontiert zu haben.

Schlussfolgerung: Für eine sinnvolle Auswertung mit einem der oben verwendeten Tests ist die Zahl derer in der Hausarzt-Gruppe welche mit ‚Nein' antworteten (1 Person) zu klein, jedoch ist anhand der Verteilung zu erkennen, dass bei den Ärzten des Universitätsklinikums eine auffallend größere Tendenz besteht, zu konfrontieren, wenn Konfrontation für sinnvoll erachtet wird. Die Analyse gibt somit Hinweis auf einen Zusammenhang zwischen unabhängiger (Ärzte des Universitätsklinikums bzw. Hausärzte mit ≤ 20 Jahren ärztlicher Tätigkeit welche Konfrontation für sinnvoll halten) und abhängiger Variable (Konfrontation stattgefunden oder nicht).

- Untersucht wurde, wie sich die Zahl der Ärzte des Universitätsklinikums, die Konfrontation für sinnvoll halten und konfrontiert haben bzw. die eine Konfrontation für sinnvoll halten jedoch nicht konfrontiert haben, von jener der Hausärzte mit über 20 Jahren ärztlicher Tätigkeit unterscheidet.

Von 24 Ärzten des Universitätsklinikums, die eine Konfrontation für sinnvoll hielten, haben 23 angegeben, die Patienten konfrontiert zu haben. Ein Arzt gab an, die Patienten nicht konfrontiert zu haben. Von 18 Hausärzten mit über 20 Jahren ärztlicher Tätigkeit, die eine Konfrontation für sinnvoll hielten, haben 10 angegeben, die Patienten konfrontiert zu haben, 8 gaben an, die Patienten nicht konfrontiert zu haben.

Schlussfolgerung: Für eine sinnvolle Auswertung mit einem der oben verwendeten Tests ist die Zahl derer in der Hausarzt-Gruppe, welche mit ‚Nein' antworteten (1 Person) zu klein, jedoch ist anhand der Verteilung zu erkennen, dass bei den Ärzten des Universitätsklinikums eine auffallend größere Tendenz besteht zu konfrontieren, wenn Konfrontation für sinnvoll erachtet wird. Die Analyse gibt somit Hinweis auf einen Zusammenhang zwischen unabhängiger (Ärzte des Universitätsklinikums bzw. Hausärzte mit über 20 Jahren ärztlicher Tätigkeit welche Konfrontation für sinnvoll halten) und abhängiger Variable (Konfrontation stattgefunden oder nicht).

5 Diskussion

5.1 Diskussion der Kasuistik

Betrachtet man die Fachliteratur zum Thema artifizielle Erkrankungen bei insulinabhängigen Diabetikern, so ist die präsentierte Kasuistik in vielen Aspekten einmalig. In gewissen Teilen zeigt sie aber auch wesensähnliche Züge zu Patienten, die die Arbeitsgruppe Schade und Mitarbeiter in den USA 1985 beschrieben haben [87; 88]. Schade et al. entdeckten gleich 16 solcher Patienten, die nach ihren Worten „factitious brittle diabetes" hatten.

Es sollen zunächst die wesentlichen Züge der Patientin S. noch einmal zusammengefasst dargestellt werden: S., damals Krankenschwesternschülerin, wird mit 18 Jahren Typ 1-Diabetikerin. Erst 20 Jahre später wird die Diagnose Hypoglycaemia factitia durch ein Geständnis gestellt, gleichzeitig mit der äußerst mühevoll erarbeiteten Diagnose einer Anaemia factitia. Mit 26 Jahren unterzieht sich die Patientin einer ausgiebigen gründlichen Diabetikerschulung und spritzt von nun an ihr Insulin mit einem Pen, deren Dosis sie selbst nach erlernten Richtlinien der Diabetikerschulung festlegt. Die Patientin erleidet 15mal schwere Unterzuckerungen, die stationäre Aufenthalte in drei verschiedenen Krankenhäusern notwendig machen. Diese führen fünfmal zu cerebralen Krampfanfällen, einmal zu einer Schädelprellung und einmal zu einem Verkehrsunfall. Eine Änderung der Insulintherapie-Strategie wird von den Ärzten offenbar nie in Erwägung gezogen. In einigen ärztlichen Entlassungsbriefen heißt es lediglich, dass die Blutzuckereinstellung „sehr stramm" sei. Die 16. schwere Unterzuckerung rückt jedoch angesichts einer neuen Diagnose in den Hintergrund, denn jetzt zeigt sich eine lebensbedrohliche, ungeklärte, therapierefraktäre Anämie. Erster Verdacht auf artifizielles Agieren entsteht über eine Cystoskopie mit dem Befund von frischen Narben „wie bei Eigenmanipulation". Jetzt werden die wichtigsten Befunde über die unglaubliche Anamnese dieser Patientin aufgedeckt, gesammelt und der hochgradige Verdacht auf Hypoglycaemia factitia und Anaemia factitia geäußert. Dem konsiliarisch bestellten Psychiater gesteht die Patientin schließlich, dass sie sich „häufig Insulin gespritzt habe ohne zu essen". Eine Anaemia factitia oder eine herbeimanipulierte Gerinnungsstörung gibt sie nicht zu. Diese war aber bereits durch ihren Hausarzt im Dezember 1993, also fünf Jahre zuvor, bewiesen worden, der die heimliche Einnahme von Phenprocoumon in Überdosis im Blut nachgewiesen hatte. Der Hausarzt hat aber diesen schwerwiegenden Befund für sich behalten. Eine Universitätsklinik hat drei Monate zuvor zur Abklärung einer ungeklärten Gerinnungsstörung im Entlassungsbrief geschrieben, dass es sich wohl am ehesten um einen Vitamin K-Antagonismus handeln müsse.

Nach dem Geständnis vor dem Psychiater erfolgt keine psychosomatische Therapie. Nachforschungen bis zum November 2000 ergeben zwei weitere Unterzuckerungen, eine mit cerebralem Krampfanfall und eine zweite mit der Folge eines Verkehrsunfalls. Dieses Verhalten nach Geständnis ohne anschließende Therapie zeigt klar, dass sich „das heimliche manipulatorische Agieren chronisch verfestigt hat und die Patientin wie eine inkurabel psychisch Kranke zu behandeln ist", wie es die Arbeitsgruppe um Freyberger bereits 1983 formuliert hat [68].

Retrospektiv ist festzustellen, dass eine Diabetikerin, die 16-mal schwere Unterzuckerungen durch Selbstapplikation von Insulin hervorruft – noch dazu eine Krankenschwester – einen massiven Verdacht auf Hypoglycaemia factitia bei allen Ärzten erzeugen sollte, die das Phänomen der artifiziellen Krankheit bereits kennen [16, 85, 93, 103].

Aber die involvierten Ärzte kennen in der Regel bei Kontakt mit solchen Patienten nur winzige Ausschnitte der gesamten Anamnese und die Patienten verschweigen bewusst wichtige Teile daraus [67]. In der beschriebenen Kasuistik wussten die verantwortlichen Ärzte nicht von den früheren Krankenhausaufenthalten. Dennoch liest sich die Übersichtstabelle (Anhang A) wie „ein Katalog der medizinischen Inkompetenz", wie es Kerr und Mitarbeiter [56] formuliert haben.

Alle involvierten Autoren [24; 60; 87; 88; 90] betonen, dass die Hypoglycaemia factitia schon bei einem Nichtdiabetiker ungewöhnlich schwierig sei, aber bei insulinspritzenden Diabetikern noch um einiges mehr, da eindeutige laborchemische Beweise wie Insulin-Antikörper, Messung von Insulin und C-Peptid im Blut für diese Patienten ohne Wert sind [52; 60; 67].

Hier stellt sich also die Frage, wie Schade und Mitarbeiter eine Eigenmanipulation an der Diabetestherapie bei 16 insulinspritzenden Diabetikern aufdecken konnten [87]. Welches waren die zur Diagnose führenden Hinweise? Es handelte sich um sehr schwer einstellbare Diabetiker, die aus ganz Nordamerika von Kliniken und Hausärzten zur Abklärung ihres „brittle diabetes" überwiesen wurden. Nach einer Anlaufphase oder Lernphase gehörte die Möglichkeit einer Eigenmanipulation – und damit einer factitious disease – mit in den diagnostischen Algorithmus dieser Klinik. Somit war der Verdacht auf Artefaktkrankheit bereits eine der Grundlagen der Diagnostik. Ein solcher Verdacht wurde ernst genommen, wenn die Labilität der Blutzuckertagesprofile unter strenger Stoffwechselkontrolle durch das Klinikpersonal nicht reproduziert werden konnte. Überwacht wurde vor allem das Essverhalten. Die Selbstapplikation von Insulin war über einen längeren Zeitraum verboten. In dieser Phase konnten heimliche Insulininjektionen durch Messung von C-Peptid und Insulin nachgewiesen werden. Weitere Beweismittel waren absichtliche Diätfehler, Manipulation am Insulin-Infusionssystem, fast leer aufgefundene Insulinampullen, verdünnte Insulinlösungen oder indirekte Beweismittel wie andere Formen der Selbstmanipulation wie z.B. die Erzeugung von artifiziellen Wunden oder Infektionskrankheiten. Erinnert sei auch an die 14-jährige Diabetikerin von Creutzfeld und Frerichs [24], die von einer Schwester beobachtet wurde, als sie heimlich Insulin unter der Bettdecke spritzte. Diese eindeutigen Hinweise stehen heute bei geschulten, insulinabhängigen Diabetikern sämtlich nicht mehr zur Verfügung, es sei denn, man würde den Patienten wiederum – wie früher – unter strengste Stoffwechselkontrolle stellen. Das setzt aber Verdacht bzw. Misstrauen voraus. Auch eine Zimmerdurchsuchung in Abwesenheit des Patienten ist heute juristisch anfechtbar [56]. Es bleibt die ernüchternde Erkenntnis, dass nur ein Geständnis des geschulten Diabetikers die Diagnose einer Hypoglycaemia factitia letztendlich sichern kann, wie bei der Kasuistik aus dieser Arbeit geschehen. In diesem Zusammenhang ist auch die Kasuistik von Sheehy aus dem Jahre 1992 [90] zu nennen, denn sie zeigt Parallelen zu dem Fall aus dieser Arbeit: Der Autor konnte einen 12-jährigen Jungen zu einem Geständnis überlisten (durch eine Wette), der wegen eines „brittle diabetes" bereits zwei Jahre im Krankenhaus verbracht hatte.

Anhand der obigen Ausführungen und der geschilderten Kasuistik lassen sich die eingangs gestellten Fragen:

1. Warum ist die Diagnose einer Artefaktkrankheit so schwierig?
2. Warum dauert die Diagnosestellung häufig so lang?
3. Wo liegen die ärztlichen Versäumnisse?

nun beantworten:

Aus den genannten Ausführungen sowie dem Ablauf der Kasuistik war es möglich, einen Algorithmus zur Diagnostik einer Artefaktkrankheit zu entwickeln, der in der Abbildung 14 aufgezeichnet ist. Er beginnt mit dem Bewusstsein der Existenz von Artefaktkrankheiten über Argwohn, Verdachtsmomente bis zur zweifelsfreien Diagnose durch Geständnis oder überzeugende Beweise.

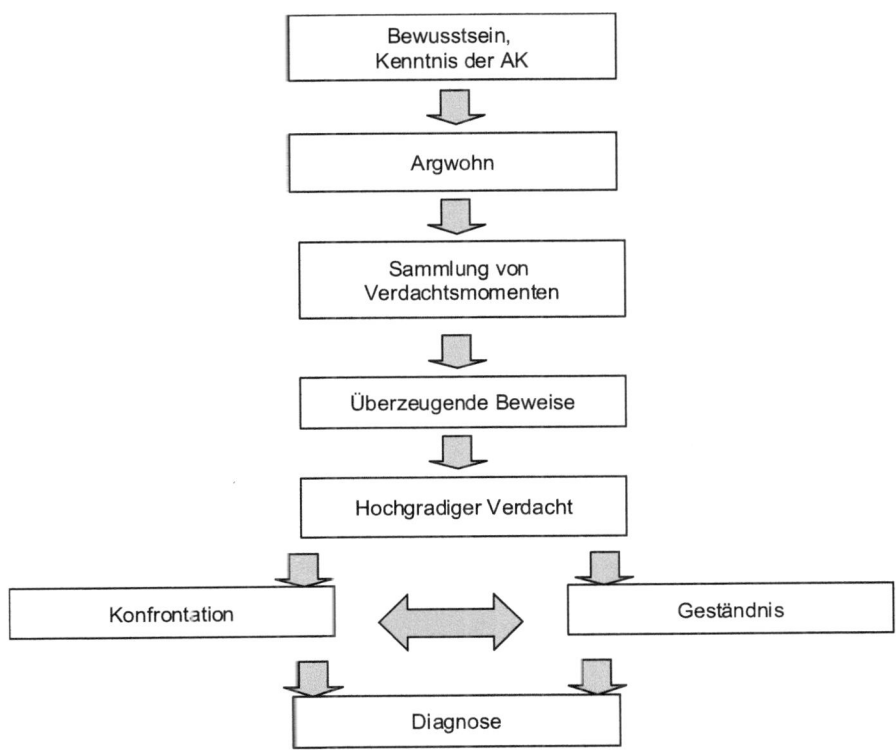

Abbildung 14: Algorithmus zur Diagnostik einer Artefaktkrankheit

Auf die Patientin S. angewandt war 20 Jahre lang trotz vieler Krankenhausaufenthalte mit Hypoglykämie kein Argwohn vorhanden. Nach Creutzfeld und Frerichs [24] ist ein solcher bei einer genuinen Krankheit – wie dem Diabetes mellitus – zunächst „berechtigterweise abwegig". Eckhardt [29] verweist auf die angestammte Rolle von Arzt und Patient und erklärt, dass der Arzt im Regelfall der Aktive und Helfende ist, während der Patient eine Krankheit (passiv) zu erdulden hat. Es muss also schon etwas Gravierendes passieren, um dieses Rollenverständnis grundlegend zu verändern als Voraussetzung für die genannte Diagnostik. Dieses Rollenverständnis ist auch ein erhebliches Hindernis für eine Konfrontation, wie die Befragung gezeigt hat. 31,6 % der Universitätsärzte und 42 % der Hausärzte konfrontieren nicht, zumal dadurch die Vertrauensbasis der Arzt-Patient-Beziehung zerstört wird [35; 94; 104].

Beim Lesen der Kasuistik stellt man fest, das der Hausarzt der Patientin S. aus dem Fallbeispiel die Diagnose nicht gestellt, oder einen Psychiater/Psychosomatiker hinzugezogen hat, nachdem die Patientin – die bereits zahlreiche Krankenhausaufenthalte hinter sich hatte – Gerinnungsstörungen aufwies, welche sich als durch Phenprocoumon-Einnahme verursacht erwiesen.

Er klärte sie darüber auf, dass der Phenprocoumon-Spiegel im Blut erhöht war, nicht aber darüber, dass ihr keiner „Marcumar® in den Kaffee gemischt" habe, wie sie angab, sondern dass sie vielmehr selbst die Gerinnungsstörungen herbeimanipuliert hatte.

Er unternahm also einen vorsichtigen Versuch zur Konfrontation, sistierte jedoch nicht, als die Patientin diesen ablehnte. In diesem Punkt handelte er im Sinne von Eisendrath [35], der das Prinzip des „face-saving" vertritt, welches dem Patienten die völlige Bloßstellung erspart, weil diese die Beziehung zum konfrontierenden Arzt zerstört. Statt seine Diagnose am Therapiebeginn zu offenbaren, informiert er den Patienten in indirekten Gesprächen über Vermutungen und medizinische Ungereimtheiten.

Eine konsequente Durchführung der Konfrontation nach Eisendrath [35] beinhaltet jedoch Hypnoseverfahren und Biofeedbackverfahren die dem Patienten die Möglichkeit geben, seine Krankheit zu erkennen

Um den Patienten in die Behandlung eines Psychiaters oder Psychosomatikers geben zu können, muss der Hausarzt des Patienten oder ein anderer Arzt des Vertrauens Motivationsarbeit leisten.

Einbeziehung eines Psychiaters und Versuch der Motivation zu einem Eingeständnis fand in dem beschriebenen Fall erst sechs Jahre später während eines Krankenhausaufenthaltes statt.

Dieses Vorgehen entsprach den Empfehlungen mehrerer Autoren. So plädiert Parker [80] dafür, dass falls eine Entscheidung zugunsten der Konfrontation des Patienten fällt, diese in enger Zusammenarbeit zwischen behandelndem Arzt (z.B. Hausarzt, Internist oder Chirurg) und Psychiater erfolgen soll. Auch andere Autoren vertreten diese Meinung [19; 20; 29; 51; 81].

Bei der Sammlung und Verwertung von Verdachtsmomenten durch die Ärzte sind Versäumnisse aufgetreten, die weiter unten benannt werden sollen. Relativiert wird dieser Umstand durch die Tatsache, dass es keine eindeutigen Mittel zum Beweis der Manipulation für geschulte – und normalerweise sehr kooperative – Diabetiker gibt. Zum hochgradigen Verdacht auf Artefaktkrankheit war es durch die gleichzeitige ungeklärte und therapierefraktäre Anämie gekommen. Hier zeigt sich eine Ähnlichkeit mit einer Diabetikerin von Schade et al. [87; 88], die über artifizielles Fieber und artifizielle Wunden den Verdacht auf eine Manipulation lenkte. Diese ungeklärte und therapierefraktäre Anämie rechtfertigte die Konfrontation durch den Psychiater. Schließlich hat die Patientin die Verdachtsdiagnose einer Hypoglycaemia factitia durch ein Eingeständnis bestätigt. Das volle Geständnis ist als überraschend zu werten, da nach laut Fragebogen nur 3-4 % dazu bereit sind. So ist die endgültige Diagnose in diesem Falle durch die Mitarbeit der Patientin selbst gestellt worden.

Aber wo sind die Versäumnisse der Ärzte? Wie sieht der „Katalog der medizinischen Inkompetenz", den schon Kerr et al. 1980 [56] aufgestellt haben in diesem Fall aus?

Die Mängelliste der in diese Kasuistik involvierten Ärzte ist lang: Sie beginnt mit einer unvollständigen Anamneseerhebung. Der betreuende Arzt weiß nichts von den früheren schweren Unterzuckerungen in anderen Kliniken und in seiner eigenen. Die Patientin verschweigt selbstverständlich frühere Krankenhausaufenthalte in seiner Klinik, wie man dem Anamnesebogen aus der Krankenakte entnehmen kann. Demzufolge sind die Arztbriefe nach Entlassung so abgefasst als ob die Unterzuckerung ein einmaliges Ereignis gewesen wäre. Die Selbstbehandlung einer Krankenschwester mit Insulin nach Diabetikerschulung wird nirgendwo hinterfragt bzw. als echtes Problem erkannt, selbst wenn sie zu schweren Hypoglykämien mit lebensbedrohlichen Folgen wie cerebralen Krämpfen oder Verkehrsunfall geführt hat. Allein dieser Tatbestand hätte zur Verdachtsdiagnose Hypoglycaemia factitia führen müssen. Es hat keine dokumentierten Kontakte mit den Hausärzten gegeben, bei dem die komplette Anamnese in Form von Arztbriefen vorlag. Die Hausärzte informierten nicht die Klinikärzte über bedeutsame frühere Ereignisse. Hier ist insbesondere die heimliche Einnahme von Phenprocoumon in Überdosis zu nennen. Die Diagnose einer Hypoglycaemia und Anaemia factitia hätte so zumindest fünf Jahre früher gestellt werden können. Die Versäumnisliste zeigt auch Kommunikationsdefizite der Ärzte untereinander, eine der häufigsten Ursachen für ärztliches Missmanagement und Behandlungsfehler. Unzureichende Anamnese, Dokumentationsmängel, ungenügende Absprachen und Koordinationsdefizite sind inzwischen als wesentliche Ursachen für medizinische Behandlungsfehler und deren Folgen anerkannt [43; 48].

Aufgrund von Kommunikationsdefiziten sind folgende Verdachtsmomente auf Hypoglycaemia und Anaemia factitia nicht erkannt und verwertet worden:

1. Starker Hinweis auf Suizidneigung und Unkooperativität.
2. Fieberthermometermanipulation.
3. Hinweis auf stramme BZ-Einstellung durch persönliche Intervention.
4. Verkehrsunfall infolge Hypoglykämie ohne ärztliche Konsequenzen hinsichtlich der Diabetestherapie.
5. Quick-Erniedrigung im Blut durch Vitamin K-Antagonismus?
6. GI-Blutungen und therapierefraktäre Anämie.
7. Phenprocoumon-Überdosis im Blut.*

*Indiz Nr. 7 wurde anderen Ärzten nicht mitgeteilt.

Tabelle 2: Nicht verwertete Verdachtsmomente aus den Arztbriefen der Patientin S.

Nachdem Schade und Mitarbeiter ihre Arbeiten [87; 88] über factitious brittle diabetes vorgelegt hatten, schreibt Tattersall [97], dass bei allen Fällen von schwerer Instabilität des Diabetes die Möglichkeit eines factitious brittle Diabetes in Betracht gezogen werden muss. Auf die Frage, warum Ärzte sich meist so schwer mit dieser Diagnose tun, gibt er drei Antworten:

- Ärzte haben ein tiefsitzendes Widerstreben zu glauben, dass Patienten sie absichtlich täuschen wollen.
- Ärzte haben eine große Angst, eine organische Diagnose zu verpassen, so dass eine zum Teil groteske Überdiagnostik veranlasst wird.
- Ärzte haben ein stereotypes Bild von solchen Patienten, denen sie Unehrlichkeit zutrauen. Von diesen sind meistens solche ausgenommen, die sie als „normal und nett" einschätzen.

Es sind also überwiegend psychologische Faktoren, die an der korrekten Diagnose hindern, was auch auf die präsentierte Kasuistik zutrifft.

Über die Erklärungen von Tattersall hinaus sollen aber noch zwei weitere Antworten gegeben werden:

1. Schwere Kommunikationsdefizite der Ärzte untereinander führen erst gar nicht zur Verdachtsdiagnose.
2. Für geschulte Diabetiker, die die Behandlung völlig selbständig durchführen, gibt es keine laborchemischen Beweismittel (Insulin, C-Peptid und Insulin-Antikörper) mehr.

5.2 Diskussion des Fragebogens

Der Fragebogen zum Kenntnisstand und Management von Artefaktkrankheiten bzw. Münchhausen-Syndrom wurde entwickelt, um über Einzelfallkasuistiken hinausgehende Informationen zu dieser Thematik zu erhalten. Die Stichprobe aus Basel (n = 56) erfasst zu 79 % die Internisten der in der Medizinischen Klinik der Universität Basel angestellten Ärzte. Sie ist somit eine kleine, aber fast biasfreie, hochrepräsentative Stichprobe, die die Meinung dieser Ärzte zum Thema Artefaktkrankheit korrekt widerspiegelt. Die Stichprobe aus Hagen (n = 85) umfasst 73,9 % aller niedergelassenen Internisten, Allgemeinärzte und praktischen Ärzte eines wohldefinierten Distriktes dieser Stadt (nur ein entlegener Stadtteil war ausgenommen). Die Stichprobe ist ebenfalls hochrepräsentativ, weil wegen der hohen Rücklaufquote nur ein geringer Bias bei dieser Ärztegruppe anzunehmen ist. Die hohe Repräsentanz beider Stichproben dokumentiert sich eindrucksvoll z.B. im Antwortverhalten beider Ärztegruppen auf die Frage: Wie haben Ihre Patienten auf die Konfrontation reagiert? Die Antwort fällt nahezu gleich aus, unabhängig vom Ort, der Dauer der Berufspraxis und des Beschäftigungsverhältnisses (Abbildung 12).

Wie zu erwarten ist der Begriff Münchhausen-Syndrom nahezu allen befragten Ärzten bekannt. 96,5 % der Universitätsärzte und immerhin 88 % der Hausärzte kennen diesen Begriff, während der Terminus Artefaktkrankheit, der von der deutschsprachigen Arbeitsgruppe um Plassmann [82; 83] vorgeschlagen wurde, beiden Ärztegruppen nur zu etwa 50 % bekannt ist. Beide deutschsprachigen Arbeitsgruppen haben also nahezu den gleich guten bzw. gleich mangelhaften Kenntnisstand zu den genannten Begriffen. Warum war dieses Ergebnis zu erwarten? Weil etwa 80-90 % aller publizierten Kasuistiken zu diesem Thema unter dem Titel Münchhausen-Syndrom erscheinen. Bei den Autoren handelt es sich um vorwiegend diagnostisch tätige Ärzte – wie z.B. Kardiologen, Nephrologen, Endokrinologen, Dermatologen – die ihren Fall oder ihre Fälle publizieren, ohne mit der Problematik des Begriffes Münchhausen-Syndrom allzu vertraut zu sein [1, 12, 15, 21, 23, 25,

65], da ihre Beschäftigung mit dem Thema eine flüchtige Episode in ihrer alltäglichen Arbeit ist. Für sie ist Münchhausen-Syndrom der gemeinsame Nenner für alle Patienten, die den Arzt bewusst täuschen wollen, indem sie eine Krankheit vortäuschen oder selbst induzieren [28; 70]. Demnach ist es kontraproduktiv, diesen Begriff fallen zu lassen, wie bereits geschehen [4, 41] weil der Diskurs zur Erkrankung dann unter einem Namen geführt werden würde, den die praktizierende Ärzteschaft kaum kennt. Damit wird die Verbreitung von Wissen über die Artefaktkrankheit erheblich erschwert. Aus diesem Grund ist es in einer Übergangszeit ratsam, bis zur vollständigen Bekanntheit des Terminus Artefaktkrankheit den Begriff des Münchhausen-Syndroms im Diskurs über das Krankheitsbild mitzuführen. Künftige Arbeitsgruppen, die sich mit der Nomenklatur von Artefaktkrankheiten befassen, sollten auch mit Vertretern der anderen medizinischen Disziplinen wie z.B. Internisten, Dermatologen und Chirurgen besetzt werden. Solche Arbeitsgruppen sollten dieses eindeutige Ergebnis berücksichtigen, damit der Bekanntheitsgrad für Artefaktkrankheiten unter klinisch tätigen Ärzten verbessert werden kann.

Erwartungsgemäß wird der Terminus „Malingering", der in der angelsächsischen Literatur eine große Rolle spielt – z.B. bei den mehrfach zitierten Schade und Mitarbeitern [87; 88] – von den deutschsprachigen Universitätsärzten praktisch nicht gekannt, ein Ergebnis, das ebenfalls zu denken geben sollte.

In Übereinstimmung mit dem hohen Bekanntheitsgrad für Münchhausen-Syndrom haben mehr als zwei Drittel der Universitätsärzte und sogar 70 % aller Hausärzte Artefakt-Patienten gesehen. Die höhere Rate der Hausärzte ist plausibel, weil sie im Mittel älter sind und eine wesentlich längere Berufserfahrung haben.

Umso schwerer verständlich ist dann die niedrige Quote erwiesener Fälle von Artefaktkrankheit, die tatsächlich aufgeklärt werden. Wenn es auch keine seriösen epidemiologischen Daten zur Artefaktkrankheit gibt – oder geben kann – so wird die Häufigkeit in der Literatur mit 0,5-2 % in Kliniken angegeben [59], eine fast unglaublich hohe Zahl, wenn man z.B. bedenkt, dass Reich und Gottfried [84] in einem akademischen Lehrkrankhaus nach sorgfältiger retrospektiver und prospektiver Suche nur 41 Artefakt-Patienten in einem Zeitraum von zehn Jahren finden [84]. Ähnliche Zahlen haben auch Bock und Overbeck aus der Universitätsklinik Essen publiziert [17]. Es ist demnach zu vermuten, dass die vorwiegend diagnostisch tätigen Ärzte, wie Internisten, nur einen sehr kleinen Teil der artifiziellen Störungen diagnostizieren, wie es Dickinson und Evans 1987 [26] über ihre Fälle von „cardiac Munchhausen-syndrome" resümiert haben. Auch die Kasuistik aus dieser Arbeit ist zum Zeitpunkt der Veröffentlichung und nach Literaturrecherche der dritte publizierte Fall einer insulinabhängigen Diabetikerin in Deutschland seit der Arbeiten von Creutzfeld und Frerichs 1969 und Nordmeyer et al. [24; 69]. Trotz eines recht hohen Bekanntheitsgrades von Artefaktkrankheit müssten also beträchtliche Anstrengungen unternommen werden, um die Aufklärungsquote zu verbessern. Diese Interpretation wird auch durch die Abbildungen 5 bis 7 unterstützt, die Auskunft über Anzahl gesehener Artefakt-Patienten pro Universitätsarzt und pro Hausarzt während ihrer bisherigen beruflichen Tätigkeit geben.

Die Frage nach Verdacht auf Artefaktkrankheit ist besonders wichtig, da sie die eigentliche Frage nach der mentalen Eigenleistung des Universitätsarztes oder Hausarztes ist. Ohne Verdachtsdiagnose ist keine definitive Diagnose möglich, wie ja auch die Kasuistik aus dieser Arbeit eindrucksvoll belegt. Letztere wird aber in der Regel durch gezielte technische Untersuchungen nach einer Verdachtsdiagnose erbracht. Ca. 80 % der Universitätsärzte und ca. 50 % der Hausärzte sind für das Thema genügend sensibilisiert derart, dass sie die so wichtige Verdachtsdiagnose äußern (Abbildung 9 und 10). Diese Ergebnisse sind in guter Übereinstimmung mit der bereits präsentierten Frage, ob beide Arztgruppen bereits Kontakt mit Artefakt-Patienten hatten (Tabelle 1). Bei der Äußerung einer Verdachtsdiagnose erscheinen die Universitätsärzte allerdings signifikant überlegen, vermutlich weil sie mehr Möglichkeiten haben, Verdachtsfälle und diagnostisch schwierige Probleme mit Kollegen und Krankenschwestern zu diskutieren. Viele Autoren weisen darauf hin, dass gerade Krankenschwestern wichtige Hinweise gegeben hatten [24; 56; 84; 87;

88]. Auch die wichtige Verdachtsdiagnose der Kasuistik aus Kapitel 3 ist erst nach intensiver Diskussion der behandelnden Klinikärzte und Krankenschwestern untereinander aufgekommen.

Die Frage nach der Konfrontation berührt gewissermaßen den Kernpunkt der Arzt-Patienten-Beziehung überhaupt, und in dieser Frage werden die kontroversen Standpunkte der Ärzteschaft untereinander in der Literatur deutlich [22; 28; 39; 51; 55; 80; 98; 99, 100, 101, 102], wobei eine deutliche Mehrheit für die Konfrontation ist. Eine klare Mehrheit der befragten Ärzte hat konfrontiert, wenn sie Umgang mit solchen Patienten hatte: 68 % der Universitätsärzte haben diesen wichtigen Schritt der Arzt-Patienten-Kommunikation gewagt. Die Hausärzte geben zu 58 % an, konfrontiert zu haben (Abbildung 11). Umso erstaunlicher ist das Ergebnis, dass Hausärzte in einem noch höheren Prozentanteil als Universitätsärzte eine Konfrontation für sinnvoll halten (Abbildung 12; 58 % zu 75 %). Damit wird klar, was zu erwarten war: Hausärzte halten in einem hohen Maße eine Konfrontation für sinnvoll, zögern aber, eine solche im Erstfall durchzuführen. Hausärzte haben in der Regel eine feste Bindung und ein vertrauensvolles Verhältnis zu ihren Patienten, und sie selbst haben die Last und Bürde der Konfrontation, die dieses Verhältnis zerstört bzw. zerstören muss. Reich und Gottfried [84] berichten, dass starke freundschaftliche Bande zwischen den Hausärzten und ihren Patienten bestanden, die in ihrer Klinik einer Artefaktkrankheit überführt wurden. Etwa 16 % dieser Hausärzte wollten die korrekte Diagnose nicht glauben.

Klinikärzte, also auch Universitätsärzte, die nur ein flüchtiges Verhältnis zum Patienten entwickeln, können sich dieser undankbaren Aufgabe [84] entziehen, indem sie diese Bürde dem Psychiater oder Psychosomatiker ihrer Klinik, also einer unbeteiligten Person übertragen, wie auch in der Kasuistik. Verständlicherweise hat der Hausarzt eine viel größere Hemmung, eine vertrauensvolle Beziehung zu seinen Patienten durch Konfrontation zu zerstören, obwohl er selbst in hohem Maße davon überzeugt ist, dass dieser wichtige Schritt sinnvoll und notwendig ist.

Nur 3-4 % der Artefakt-Patienten beantworten die Konfrontation mit einem vollen Geständnis, gleichgültig, ob vor einem Universitätsarzt in Basel oder einem Hausarzt in Hagen, eine Quote, die auch Reich und Gottfried [84] 1983 in ihrer Klinik unter 41 Artefakt-Patienten gefunden haben. Hier fällt besonders das gleichartige Antwortverhalten an verschiedenen Orten auf. Gleiches gilt für ein Teilgeständnis vor beiden Ärztegruppen. Insgesamt reagieren damit 26,9 % der Patienten in Basel und 27,5 % der Patienten in Hagen mit vollem oder Teilgeständnis, so dass sie einer psychiatrischen oder psychosomatischen Therapie zugeführt werden können. Nach Reich und Gottfried ist die Konfrontation die Grundlage eines effektiven Managements von Artefakt-Patienten und führt nach ihren eigenen Beobachtungen häufig zu klinischer Besserung.

6 Schlussfolgerung

Die eingangs gestellten Fragen

- Warum ist die Diagnose einer Artefaktkrankheit so schwierig?
- Warum dauert die Diagnosestellung häufig so lang?
- Wo liegen die ärztlichen Versäumnisse?

sollen wie folgt beantwortet werden:

Die Diagnose einer Artefaktkrankheit ist selten und daher per se schwierig. Hinzu kommt, dass die Artefakt-Patienten ihre Selbstbeschädigungsmethode sorgfältig geheim zu halten verstehen und hinsichtlich der Anamneseerhebung nicht nur unkooperativ, sondern darüber hinaus zu Täuschungsmanövern bereit sind.

Im Falle einer insulinspritzenden Diabetikerin, die – wie in dem hier präsentierten Fall – eine geschulte Diabetikerin und Krankenschwester ist, kommt erschwerend hinzu, dass die klassischen laborchemischen Beweismittel wie Insulin-Antikörper, C-Peptid und Insulin im Blut ohne Wert sind. Möglicherweise wäre eine rigide Stoffwechselkontrolle unter stationären Bedingungen diagnostisch zielführend gewesen, dies hätte aber eine Verdachtsdiagnose vorausgesetzt. Eine solche ist nicht gestellt worden, und hier beginnen die ärztlichen Versäumnisse: Eine geschulte insulinspritzende Diabetikerin – als Krankenschwester darüber hinaus medizinisch qualifiziert – die 17mal wegen schwerer Unterzuckerungen in Krankenhäusern aufgenommen wurde, sollte bei Ärzten den Verdacht auf eine Hypoglycaemia factitia lenken. Ein niedriger Bekanntheitsgrad für Artefaktkrankheiten oder Münchhausen-Syndrom unter Ärzten ist für dieses Versäumnis nicht verantwortlich, wie die Fragenbogenaktion ergab, sondern eher unzureichende Anamneseerhebung und schwere Kommunikationsdefizite der Ärzte untereinander. Hinzu kommen psychologische Faktoren, die Tattersall folgendermaßen formulierte: Ärzte haben ein tiefsitzendes Widerstreben zu glauben, dass Patienten sie absichtlich täuschen wollen.

Ärzte haben eine große Angst, eine organische Diagnose zu verpassen mit der Folge einer grotesken Überdiagnostik und ein zu stereotypes Bild von Patienten, denen zugetraut wird, sie zu täuschen.

Nach dem Fragebogen sind sowohl Universitätsärzte als auch niedergelassene Ärzte bei erheblichem Verdacht auf Artefaktkrankheit / Münchhausen-Syndrom in hohem Maße zur Konfrontation bereit. Niedergelassene Ärzte konfrontieren – vermutlich wegen psychologischer Hemmnisse – de facto seltener, obwohl sie diesen bedeutsamen Schritt der Arzt-Patient-Interaktion für noch wichtiger halten als Universitätsärzte. Die Patienten – an zwei verschiedenen Orten konfrontiert – reagieren gleichermaßen zu nur etwa 3 % mit vollem Geständnis und zu etwa 25 % mit Teilgeständnis als Hinweis auf ihre schwere psychische Erkrankung.

7 Zusammenfassung

7.1 Einführung/Hintergrund

Unter Artefakt-Patienten versteht man Patienten, die körperliche Symptome vortäuschen oder echte Symptome künstlich erzeugen, um den Status eines organisch Kranken zu erhalten. Artefaktkrankheiten sind selten, und die Vortäuschung oder Manipulation am eigenen Körper werden heimlich verübt – zwei Gründe, warum die Diagnosestellung extrem schwierig sein kann. Die vorliegende Kasuistik einer insulinabhängigen Diabetikerin soll dieses exemplarisch verdeutlichen. Die minutiöse Aufarbeitung dieser Krankengeschichte über einen Zeitraum von 20 Jahren dient vor allem der Beantwortung der Fragen danach, warum die Diagnosestellung einer Artefaktkrankheit so schwierig ist, warum sie häufig so lang dauert und wo die Versäumnisse der Ärzte liegen.

Darüber hinaus wird zur Beantwortung dieser Fragen im zweiten Teil der vorliegenden Arbeit, mehr über den Bekanntheitsgrad und den Umgang mit Artefaktkrankheit in Erfahrung gebracht: 141 Ärzte wurden mit einem Fragebogen zum Kenntnisstand der Begriffe Artefaktkrankheit und Münchhausen-Syndrom sowie zum Umgang mit betroffenen Patienten befragt. Dabei interessierten insbesondere die Fragen, inwieweit sie schon selbst einen Verdacht auf Artefaktkrankheiten geäußert hatten, ob sie solche Patienten konfrontiert haben und wie ihre zu betreuenden Patienten darauf reagiert haben.

7.2 Methodik

Nach Entdeckung einer Patientin mit Hypoglycaemia und Anaemia factitia in einer Hagener Klinik wird die gesamte Krankengeschichte der Patientin neu untersucht und aufgearbeitet. Sämtliche Akten und Arztbriefe werden studiert und dokumentiert. Arztbriefe auswärtiger Krankenhäuser werden angefordert oder es werden, wenn möglich, auch vor Ort die Akten studiert. Zudem werden betreuende Ärzte persönlich befragt.

Ein zu diesem Zwecke entwickelter und evaluierter Fragebogen wird Universitätsärzten aus Basel persönlich vorgelegt. Von 71 dort angestellten Internisten werden 56 erreicht, die sämtlich den Fragebogen vollständig beantworten. Ein leicht modifizierter Fragebogen wird in der Stadt Hagen in einem genau definierten Distrikt an sämtliche niedergelassene Internisten, Allgemeinärzte und praktische Ärzte verschickt. Von 115 antworten 85 vollständig.

Für die analytische Auswertung werden die Daten als qualitative Daten jeweils in Vierfeldertafeln dichotomisiert. Zur analytischen Auswertung der Vierfeldertafeln wird ein X^2-Test durchgeführt, wobei bei einer Fehlerwahrscheinlichkeit 1. Art unter 5 % (Alpha < 0,05) ein Unterschied als signifikant angesehen wird. Es wird zusätzlich jeweils die Odds Ratio (mit 95 %-Konfidenzintervall) errechnet. Wenn OR = 1 nicht im 95 % Konfidenzintervall enthalten ist, wird das Ergebnis als signifikant angesehen.

7.3 Ergebnisse / Diskussion

Es wird die Kasuistik einer 38-jährigen Krankenschwester präsentiert, die durch heimliche und bewusste Injektion von Überdosen an Insulin seit Beginn ihres Diabetes mellitus Typ 1 vor 20 Jahren 17 lebensbedrohliche hypoglykämische Krisen induzierte. Mit den hypoglykämischen Schocks waren fünfmal cerebrale Krampfanfälle, einmal eine Schädelprellung und einmal ein Verkehrsunfall verbunden. Die wahre Natur der artifiziellen Erkrankung wurde erst bei einem ihrer zahlreichen Krankenhausaufenthalte 1998 erkannt. Hier war die Patientin wegen Makrohämaturie und mikrocytärer, hypochromer Anämie aufgenommen worden. Die Blutzuckerwerte lagen dieses Mal trotz intensivierter Insulintherapie, welche die geschulte Krankenschwester selbst durchführte, zwischen 30-240 mg/dl. Bei einer gründlichen Suche nach der Ursache der Anämie wurden bei einer Cystoskopie frische Läsionen und Narben im Trigonum vesicae entdeckt, die den Verdacht auf eine artifizielle Ursache durch Selbstmanipulation lenkten. Jetzt wurde auch erstmalig an die Möglichkeit einer artifiziellen Ursache für die hypoglykämischen Schocks gedacht und durch ein Geständnis vor dem Psychiater bestätigt. Die Patientin gestand, häufig Insulin injiziert zu haben, ohne zu essen. Die schwierige Diagnose einer Hypoglycaemia factitia wurde erst gestellt, nachdem die Diagnose einer Anaemia factitia mühsam erarbeitet war.

Die sorgfältige Aufarbeitung der Krankengeschichte ergibt, dass unzureichende Anamneseerhebung und schwere Kommunikationsdefizite der Ärzte untereinander eine Verdachtsdiagnose auf Artefaktkrankheit erheblich verzögerten. Die Fragebogenaktion ergab, dass der Begriff Münchhausen-Syndrom nahezu allen befragten Ärzten bekannt ist. 96,5 % der Universitätsärzte und immerhin 88 % der Hausärzte kennen diesen Begriff, während der Terminus Artefaktkrankheit beiden Ärztegruppen nur zu etwa 50 % bekannt ist. Der Begriff Münchhausen-Syndrom sollte daher nicht fallen gelassen werden, wie von der Amerikanischen Psychiatrischen Gesellschaft bereits geschehen. In Übereinstimmung mit dem hohen Bekanntheitsgrad für Münchhausen-Syndrom haben mehr als zwei Drittel der Universitätsärzte und sogar 70 % aller Hausärzte Artefakt-Patienten gesehen. Umso schwerer verständlich ist dann die vermutlich niedrige Aufklärungsquote von tatsächlichen Artefaktkrankheiten in der Literatur.

Ca. 80 % der Universitätsärzte und ca. 50 % der Hausärzte sind für das Thema genügend sensibilisiert, derart, dass sie die so wichtige Verdachtsdiagnose einer Artefaktkrankheit äußern. Hier erscheinen die Universitätsärzte signifikant überlegen, vermutlich weil sie mehr Diskussionsmöglichkeiten mit Kollegen haben. Eine klare Mehrheit der befragten Ärzte hat konfrontiert, wenn sie Umgang mit solchen Patienten hatte (68 % der Universitätsärzte und 58 % der Hausärzte). Hausärzte halten in einem hohen Maß eine Konfrontation für sinnvoll, zögern aber, eine solche im Ernstfall durchzuführen, vermutlich wegen starker psychologischer Hemmnisse. Die Patienten – an zwei verschiedenen Orten konfrontiert – reagieren gleichermaßen nur zu etwa 3 % mit vollem Geständnis und zu etwa 25 % mit Teilgeständnis als Hinweis auf ihre schwere psychische Erkrankung.

Verzeichnis der verwendeten Literaturquellen

1. Aduan RP: Factitious Fever and Self-induced Infection – A report of 32 Cases. In: Ann Intern Med 1979; 90: 230-42

2. Adwok JA: Munchausen's syndrome: case report. In: East Afr Med J 1995 Aug; 72 (8): 540-1

3. American Psychiatric Association: Diagnostic and statistical manual of mental disorders. 3rd edition, Washington D.C.: American Psychiatric Association, 1980, S 285-90

4. American Psychiatric Association: Diagnostic and statistical manual of mental disorders. Revised (DSM-III-R), 3rd edition, Washington D.C.: American Psychiatric Association, 1987, S 318

5. American Psychiatric Association: Diagnostic and statistical manual of mental disorders. 4th edition, Washington D.C.: American Psychiatric Association, 1994, S 471-5

6. American Psychiatric Association: Diagnostic and statistical manual of mental disorders. Revised (DSM-IV-R), 4th edition, Washington, D.C.: American Psychiatric Association, 2000, S 513-9

7. Apfelbaum JD, Williams HJ: Factitious simulation of systemic lupus erythematosus. In: West J Med. 1994 Mar;160(3):259-61

8. Asher R: Munchausen's syndrome. In: Lancet 1951; 339-41

9. Atkinson R, Earll J: Munchausen Syndrome with renal stones. In JAMA 1974, Oct 7, Vol 230 (1), 89

10. Ayass M, Bussing R, Mehta P: Munchausen syndrome presenting as hemophilia: a convenient and economical "steal" of disease and treatment. In: Pediatr Hematol Oncol. 1993 Jul-Sep;10(3):241-4

11 Baker CE, Major E: Munchausen's syndrome. A case presenting as Asthma requiring ventilation. In: Anaesthesia 1994 Dec; 49 (12) 1050-1

12 Baktari JB et al.: Factitous hemoptysis. Adding to the differential diagnosis. In: Chest 1994 Mar 195 (3): 943-5

13 Ballas SK: Munchausen sickle cell painful crisis. In: Ann Clin Lab Sci 1992 Jul-Aug; 22 (4): 226-8

14 Barker JC: Hospital and Operation Addiction. In: Br J Clin Pract 1966; 20 (2): 63-6

15 Bergant A et al.: "Krankenhaustourismus". Fallbericht zu einem Münchhausen-Syndrom. In: Geburtshilfe-Frauenheilkd 1992 May;52 (5): 307-9

16 Blans MC et al.: Factitious Insulinoma. In: South med J 1998 Nov; 91 (11): 1067-9

17 Bock KD, Overkamp F: Vorgetäuschte Krankheit. Beobachtungen bei 44 Fällen aus einer medizinischen Klinik und Vorschlag einer Subklassifikation. In: Klin Wochenschr 1986 Feb 17; 64 (4):149-64

18 Bock KD: Vorgetäuschte Krankheit. In: Med Klin 1997 Jan 15; 92 (1): 41-5

19 Bruns AD et al.: Munchausen's syndrome and cancer. In: J Surg Oncol 1994 Jun; 56 (2): 136-8

20 Burkle FM, Calabro JJ, Parks FB: Münchausen's syndrome presenting as respiratory failure requiring intubation. In: Ann Emerg Med 1987 Feb; 16 (2): 203-8

21 Cadotsch A, Eichmann A: Die kutane Artefaktkrankheit. In: Schweiz Rdsch Med 1984; 73 (41): 1235-41

22 Cohen N et al.: Otogenetic Münchausen syndrome. In: Am J Otol 1990 May; 11 (3): 192-5

23 Cottam SN et al.: Munchausen AIDS and haemophilia. In: Eur J Haematol 1991 Feb; 46 (2): 125

24 Creutzfeld W, Frerichs H: Hypoglycaemia factitia, eine differentialdiagnostisch wichtige Form des Hyperinsulinismus. In: Dt Med Wschr 1969, 94 (16): 813-17

25 Daly MJ et al.: Munchausen Zllonger-Ellison syndrom. In: Lancet 1989 Apr 15; 8642 (1): 853

26 Dickinson EJ, Evans TR: Cardiac Munchausen's syndrome. In: J R Soc Med 1987 Oct; 80 (10): 630-3

27 Dohn HH: Factitious Rape: A case report. In: Hillside J Clin Psychiatrie 1986, 8 (2): 224-31

28 Eckhardt A: Artifizielle Krankheiten (selbstmanipulierte Krankheiten). Eine Übersicht. In: Nervenarzt 1992 Jul; 63 (7): 409-15

29 Eckhardt A: Artifizielle Störungen. In Deutsches Ärzteblatt 1996; 93 (24): 36-40

30 Eckhardt A: Das Münchhausen-Syndrom. Formen der selbstmanipulierten Krankheit. München, Wien Baltimore 1989 S. 61

31 Eckhardt A: Die Dynamik der Arzt-Patient Beziehung bei der vorgetäuschten Störung (heimliche Artefaktkrankheit). In: Psychother Psychosom Med Psychol 1988 Sep-Oct; 38 (9-10):352-8

32 Eckhardt A: Factitous Disorders in the field of neurology and psychiatry. In: Psychother Psychosom 1994; 62: 56-62

33 Eckhardt-Henn A: Artifizielle Störungen und Münchhausen-Syndrom. Gegenwärtiger Stand der Forschung. In: Psychother. Psychosom. Med. Psychol. 1999; 49: 75-89

34 Eisendrath SJ: Factitious illness: a clarification. In: Psychosomatics 1984; 25:110-117

35 Eisendrath SJ: Factitious physical disorders: treatment without confrontation. In: Psychosomatics 1989; 30: 383-7

36 Eisendrath SJ: When Munchausen becomes malingering: factitous disorders that penetrate the legal system. In: Bull Am Acad Psychiatry Law 1996; 24 (4): 471-81

37 Elliger TJ: Die artifiziell manipulierte Krankheit. In: Med Klin 1995 May 15; 90 (5): 311-2

38 Falkenberg M: A patient with renal calculi under false premises – again. In: Läkartidningen 1989 Nov 29; 86 (48): 4207

39 Folks D: Munchausen's syndrome and other factitious disorders. In: Neurol Clin 1995 May; 13 (2): 267-81

40 Freyberger H, Nordmeyer JP, Freyberger HJ Nordmeyer J: Patients suffering from Factitious Disorders in the Clinico-Psychosomatic Consultation Liaison Service; Psychodynamic Processes. Psychotherapeutic Initial Care and Clinicointerdisciplinary Cooperation. In: Plassmann: Factitious Disease. Psychther Psychosom 1994; 62: 108-22

41 Freyberger HJ, Schneider W: Diagnosis and classification of factitious disorder with operational diagnostic systems In: Psychother Psychosom. 1994;62(1-2):27-9.

42 Gattaz W, Dressing H, Hewer W: Münchhausen-Syndrome: Psychopathology and Managment. In: Psychopathologie 1990; 23 (1): 33-9

43 Gerlach FM, Berger M: Aus Fehlern lernen. In: Z Allg Med; 79: 1-3

44 Gorman WF, Winograd M: Crossing the border from Munchausen to malingering. In: Journal of the Florida Medical Association 1988 Mar; 75 (3): 147-50

45 Haddy R et al.: Chronic factitious disorder with physical symptoms (Munchausen's syndrome): The early presentation. In: J Fam Pract 1987 Feb; 24 (2): 133-41

46 Hakemi L et al.: A case of factitious Hypoglycemia in a Patient with a Type I Diabetes mellitus. In: Diabetes und Stoffwechsel 2001 Mai; 10 (Suppl.-Heft 1): 121

47 Hansis ML: Gesundheitsberichterstattung des Bundes. Medizinische Behandlungsfehler in Deutschland. In: www.aeksh.de/shae/200206/h026051a.html

48 Harrington WZ et al.:Thiopental-faciliated interview in respiratory Munchausen's syndrome

49 Hartwig LA et al.: Vorgetäuschte Tachyarrhythmien. Ein Fallbericht. In: Z Kardiol 1989, 78: 294-9

50 Heimbach D, Brühl P: Munchausen's syndrome in urology. In: Int Urol Nephrol 1995; 27 (5): 539-45

51 Hönigl D et al.: Zur Problematik des selbstverletztenden Verhaltens. In: Acta med Austriaca 1997, 24 (1): 19-22

52 Horwitz DL: Factitious and Artifactual Hypoglycaemia. Endocrin Metab Clin North Am 1989 Mar; 18 (1): 203-10

53 Ireland P, Sapira JD, Templeton B: Munchausen's syndrome: a review and report of an additional case. In: Am J Med 1967; 43: 579-92

54 Kallen D et al.: Atypical dysarthria in Munchausen Syndrome. In: Brit J Discord Commun 1986 Dec; 21 (3): 377-80

55 Katzer A et al.: Selbstverletzungen – Chirurgische Aspekte. In: Unfallchirurgie 1997 Jun; 23 (3): 105-13

56 Kerr DNS et al.: Facttious hematuria and urinary tract infection. In: Arch intern med 1980;140:631-3

57 Leland DG:Munchausen's syndrome: A brief review. In: South Dakota J Med 1993 Apr; 46 (4): 109-12

58 Lipsitt DR: The enigma of factitious illness. In: Thure von Uexküll: Psychosomatische Medizin 5. Auflage

59 Lipsitt DR: The factitous patient who sues. In: Am J Psychiatry 1986 Nov; 143 (11): 1482

60 Lüscher et al.: Hypoglycaemia factitia: Klinik, Diagnostik und Verlauf bei einem Mann ohne Diabetes mellitus. In: Schweiz Med Wschr 1982; 112 (23): 832-7

61 Ludwigs U et al.: Factitious disorder presenting with acute cardiovascular symptoms. In: J Intern Med 1994 Dec; 236 (6): 685-90

62 Manolis AS, Sanjana VM: Cardiopathia fantastica and arteritis factitia as manifestations of Munchausen Syndrome. In: Crit Care Med 1987 May; 15 (5): 526-93

63 Marchant B, Brown J: Munchausen meningitis. In: J R Soc Med 1990 Aug; 83 (8): 532-8

64 Maruyama et al.: Three cases of factitious anemia by self-induced phlebotomy. In: Rinsho Ketsueki 1987 Feb; 28 (2): 244-9

65 Ng LL: Munchausen's syndrome presenting as bronchospasm. In: Br J Clin Pract, 1987 Apr; 41 (4): 714-5

66 Nichols GR et al: In the shadow of the baron: sudden death due to Munchausen syndrome. In: Am J Emerg Med 1990 May; 8 (3): 216-9

67 Nordmeyer JP.: An Internist's View of Patients with Factitious Disorders and Factitious Clinical Symptomatology. In: Psychotherapie and Psychosomatics 1994; 62 (1-2): 30-40

68 Nordmeyer J et al.: Psychosomatik der artifiziell erzeugten Erkrankung (factitious disease).In: Therapiewoche 1983; 33: 4725-4730

69 Nordmeyer J et al.: „Factitious disease": In: Psychodynamik und Patientenumgang. Med Klin 1984; 79 (19): 501-3

70 Nordmeyer JP, Freyberger H, Nordmeyer J: Artefakt-Patienten und artifizielle klinische Symptomatologie aus der Sicht des Internisten. In: In: Die Psychoanalyse schwerer psychischer Erkrankungen 2002. Hrsg. Ulrich Streeck und Karin Bell, Bibliothek der Psychoanalyse, S. 162-78

71 Oostendorp I, Rakowski J: Münchhausen-Syndrom. In: Hautarzt 1993 Feb; 44 (2): 86-90

72 Orum AK, Ulrik AM, Mydtskov M: Munchausen syndrome--a risk to patient and caregiver. In: Ugeskr Laeger. 2001 Sep 24;163(39):5379-80

73 Paar GH, Eckhardt A: Chronisch vorgetäuschte Störungen mit körperlichen Symptomenn – eine Literaturübersicht. In: Psychother Psychosom Med Psychol 1987 Jun; 37 (6): 197-204

74 Paar GH: Psychosomatische Erkrankungen als Ursachen für Fehldiagnosen auf internistischem Gebiet. In: Z Arztl Fortbil Jena 1994 Apr; 88 (4): 311-9

75 Paar GH: Factitious disorders in the field of surgery. In: Psychother Psychosom 1994; 62 (1-2):41-7

76 Pankratz L: Münchhausen versus Munchausen. In: Med J Aust 1986 Sep 15; 145 (6): 301

77 Pankratz L: A Review of the Munchausen Syndrome. In: Clin Psychol Rev 1981, 1:65-78

78 Pao PN: The syndrome of delicate self-cutting. In: Br J Med Psychol. 1969 Aug;42(3):195-206

79 Park AJ, Scerri GV: Munchausen's syndrome – masquerading as necrotizing fasciitis. In: J R Soc Med 1996 Mar; 89 (3): 170-1

80 Parker PE: A case report of Munchausen syndrome with mixed psychological features. In: Psychosomatics 1993 Jul-Aug; 34 (4): 360-4

81 Petersen D, Barthels M: Die artifiziell manipulierte Krankheit durch heimliche Einnahme des oralen Antikoagulans Phenprocoumon: Untersuchung an 16 eigenen Fällen. In: Med Klin 1995 May 15; 90 (5): 277-83

82 Plassmann et al.: Die heimliche Selbstmißhandlung, eine psychosomatische Krankheit. In: Z Psychosom Med Psychoanal 1986; 32 (4): 318

83 Plassmann R: Münchhausen-Syndromes and factitious diseases. In: Psychother Psychosom 1994; 62 (1-2): 7-26

84 Reich P, Gottfried AL: Factitious Disorders in a Teaching Hospital. In: Ann Int Med 1983 Aug; 99 (2): 240-7

85 Roy M, Roy A: Factitious hypoglycaemia. A 11-year follow-up. In: Psychosomatics 1995 Jan-Feb; 36 (1): 64-5

86 Rude BL et al.: Case report: Simulation of severe hypertension as a means of malingering. In: Am J Med Sci 1992 Oct; 304 (4): 258-60

87 Schade et al.: Factitious brittle diabetes mellitus. In:Am J Med 1985; 75: 777-784

88 Schade et al.: The Etiology of Incapacitating brittle diabetes mellitus. In: Diabetes Care 1985 Jan-Feb; 8 (1): 12-20

89 Schmidt F et al.: Nephrectomy and solitary kidney biopsy in a patient with Munchausen's syndrome. In: Nephrol Dial Transplant 1996 May; 11 (5): 890-2

90 Sheehy TW: Case report: factitious hypoglycaemia in diabetic patients. In: Am J Med Sci 1992 Nov; 304 (5): 298-302

91 Short D: Difficult patients. In: British Journal Hospital Medicine 1994 Feb 2-15; 51 (3): 128-30

92 Smith PJ, Hughes JC: Stabbing, haematuria, dysfunctional platelets and meningism: delayed recognition of Munchausen's syndrome. In: Br J Urol 1993 Mar; 71 (3): 354-5

93 Sno HN: Factitous diabetes mellitus as a part of Munchausen's syndrome. In: Neth J Med 1989 Aug; 35 (1-2): 59-60

94 Solyom C, Solyom L:A treatment program for functional paraplegia / Munchausen syndrome. In: J Behav Ther Exp Psychiatry 1990 Sep; 21 (3): 225-30

95 Spiro HR: Chronic Factitious Illness: Munchausen's syndrome. In: Arch Gen Psychiat 1968; 18: 559-79

96 Spitzer D, Bongartz D, Ittel TH, Sieberth HG: Simulation of a pheochromocytoma–Munchausen syndrome. In: Eur J Med Res. 1998 Dec 16;3(12):549-53

97 Tattersall R: Brittle diabetes. In: Br Med J (Clin Res Ed) 1985 Aug 31; 291 (6495): 555-7

98 Taylor S, Hyler SE:Update on factitious disorders. In: Int J Psychiatry Med 1993, 23 (_): 81-94

99 Tholking H, Bosse K: Confronting the artefact patient with the manipulative behaviour. In:Psychosomatics 1989 Fall; 30 (4): 383-7

100 Thölking H, Bosse K: Zur Frage der Konfrontation des Artefakt-Patienten mit seinem manipulativen Verhalten. In: Z Hautkr 1990 May; 65 (5): 450-3

101 Van der Feltz-Cornelis CM: Confronting patients about a factitious disorder. In: Neurol Clin 1995 May; 13 (2): 267-81

102 Van der Feltz-Cornelis CM: The impact of factitious disorder on the physician-patient relationship. An epistemological model. In: Ned Tijdschr Geneeskd 2000 Mar 18; 144 (12): 545-8

103 Van der Foel MF, Baggen R, Verschoor L: Factitious diabetes mellitus as a part of Munchausen s syndrome. In: Neth J Med 1989 Feb; 34 (1-2): 35-9

104 Von der Stein B et al.: Kumulatives Trauma durch fortgesetzte sadistische Kindesmißhandlung bei einer Patientin mit Artefaktkrankheit. In: Fortschr Neurol Psychiatr 1992 Mar; 60 (3): 119-25

105 Willenberg H: Probleme der Klassifikation heimlicher Selbstschädigung und Entwicklung eines Alternativvorschlages. In: Psychother Psychosom med Psychol 1994; 44: 331-6

106 www.aekwl.de: Webseite der Kassenärztlichen Vereinigung Westfalen Lippe

107 Zastrow F: Simulated illnesses. Especially Munchausen syndrome. In: Versicherungsmedizin. 1989 Nov 1;41(6):191-2

Anhang A

Übersicht über ambulante und stationäre Aufenthalte der Patientin S., geboren 1960

Ereignisse	Zeitraum	Amb Stat.	Dauer in Tagen	Behandlungsgrund und –ort
1.	06.07.1978- 25.08.1978	S	50	Erstdiagnose Diabestes mellitus Typ 1, Euthyreote Struma colloides diffusa I, AKH
2.	31.10.1978	S	1	Hypoglykämischer Schock, AKH
3.	22.03.1979- 04.04.1979	S	14	BZ-Entgleisung (276 mg%), AKH
4.	02.05.1979	S	1	Hypoglykämischer Schock, AKH
5.	02.09.1980	A	1	Schilddrüsendiagnostik, AKH
6.	18.08.1981- 20.08.1981	S	2	Geringgeradige mesangioproliferative Glomerulonephritis, AKH
7.	23.01.1984- 01.02.1984	S	10	Beinödeme unklarer Genese, AKH
8.	09.02.1984	A		Zyklisch idiopathisches Ödem der Beine, Klinik für Lymphologie und Phlebologie in Altglashütten
9.	05.03.1986- 20.03.1986	S	15	Akuter Schub einer Minimal-Changes Glomerulonephritis, Diabetikerschulung, HbA1c: 7,6 %, AKH
10.	03.04.1986- 04.04.1986	S	1	Hypoglykämischer Schock, sKH Wetter
11.	07.04.1986- 16.04.1986	S	10	Akuter Schub einer Minimal-Changes Glomerulonephritis, AKH
12.	17.03.1988- 01.03.1988	S	5	Anurie, Ausschluß eines akuten Nierenversagens, Thermometermanipulation, AKH
13.	22.03.1988- 30.03.1988	S	9	Erosive Antrumgastritis, AKH
14.	09.1991	S		Abklärung einer möglichen diabetischen Nephropathie, AKH
15.	26.06.1992	S	1	Verkehrsunfall bei hypoglykämischem Schock, sKH Wetter

16.	09.10.1992-30.10.1992				hypoglykämischer Schock mit Krampfanfall V.a. rezidivierende Milzvenenthrombose mit Splenomegalie, sKH Wetter
17.	03.11.1992-08.11.1992				Gerinnungsstörung, Krampfanfall, sKH Wetter
18.	08.11.1992-17.11.1992	S	10		Abklärung von mehrfach beobachteten generalisierten Krampfanfällen, Neurologische Klinik des ev. KH Hattingen
19.	23.11.1992-26.11.1992	S	3		Gerinnungsstörungen, sKH Wetter
20.	19.01.1993-08.02.1993	S	20		Massives Hämatom am rechten Unterschenkel nach Trauma Gerinnungsstörungen, KH Wetter
21.	29.03.1993				Ausschluss einer hepatogenen Gerinnungsstörung, „Vitamin-K Antagonismus?", Universitätsklinikum Essen
22.	06.11.1993-08.11.1993	S	3		Hypoglykämie mit Krampfanfall, erosive Gastritis bei Gerinnungsstörungen, sKH Wetter
23.	12.12.1993-17.12.1993		6		Trauma mit folgendem massiven Hämatom an der rechten Hüfte bei Gerinnungsstörungen, KH Wetter
24.	12.1993				Hausarzt stellt erhöhten Phenprocoumonspiegel im Blut fest und konfrontiert die Patientin: Kein Geständnis der Patientin
25.	24.12.1993	S	1		Hypoglykämischer Schock , KH Wetter
26.	1995				Anamnestisch dreimal Ulcerationen des Magens mit heftigen Blutungen, die zum Teil stationär behandelt werden mussten
27.	25.01.1996-03.02.1996		10		Subtotale Strumaresektion bei supprimierter, hyperthyreoter Knotenstruma, sKH Wetter
28.	07.02.1996-20.02.1996		14		Anämie bei schwerer erosiver Gastritis, sKH Wetter
29.	27.06.1996				Anämie sowie Oberbauchbeschwerden und Erbrechen

30.	18.11.1996–06.12.1996		19	Blutendes Ulcus ventriculi, erosive Gastritis, Anämie, AKH
31.	06.12.1996–10.12.1996	S	5	Teerstuhl, Anämie, „kaum Hb Anstieg nach Substitution von Eisen bei guter reaktiver Hämatopoese", Bergmannsheil Universitätskliniken Bochum
32.	17.12.1996–23.12.1996	S	7	Pleuritis, ev.KH Wetter
33.	07.02.1997			Ösophagogastroduodenoskopie, sKHWetter
34.	27.04.1997–02.05.1997	S	6	Hypoglykämisches Koma mit Schädelprellung, Eisenmangelanämie bei massiver ulceröser Antrumgastritis sKHWetter
35.	05.05.1997–26.05.1997	S	22	Eisenmangelanämie bei massiver ulceröser Antrumgastritis und Colitis, Lungenabzess rechts, Hypoglykämie mit generalisiertem Krampfanfall und Atemstillstand, sKH Wetter
36.	26.05.1997–01.07.1997	S	37	Abzedierende Pneumonie, Ulcera ventriculi, Lungenfachklinik Ambrock
37.	01.07.1997–11.07.1997	S	11	Kombinierte Eisen- und Vit. B12-Mangelanämie, AKH
38.	12.07.1997–14.07.1997	S	2	Hypoglykämischer Schock, KH Wetter
39.	15.07.1997–16.07.1997		2	Hypoglykämisches Koma, kombinierte Eisen- und Vitamin B12-Mangelanämie, sKHWetter
40.	22.12.1997	S	1	Krampfanfall bei Hypoglykämie, KH Wetter
41.	03.02.1998–11.02.1998	S	8	Hypoglykämisches Koma, Anämie mit Eisenmangel sKHWetter
42.	26.03.1998	S	1	Krampfanfall bei Hypoglykämie, Anämie bei Eisenmangel, febrile Temperaturen unklarer Genese, sKHWetter
43.	31.10.1998–06.11.1998	S	7	hypoglykämischer Schock, Makrohämaturie, Eisenmangelanämie, sKHWetter
44.	06.11.1998–03.12.1998	S	27	Anämiediagnostik, Diagnose: Anämia factitia und Hypoglykämia factitia, AKH

45.	28.07.2000- 08.08.2000	S	11	Hypoglykämischer Schock mit Verkehrsunfall, sKH Wetter
46.	03.11.2000	S	1	Hypoglykämischer Schock mit Verdacht auf hirnorganischen Krampfanfall, sKHWetter
			In summa 354 Tage	

Anhang B

Fragebogen zur Artefaktkrankheit für Ärzte in der Inneren Medizin einer Universitätsklinik

Im Folgenden werden Antwortkategorien *kursiv* gedruckt.

1. Demographische Fragen

Name
Alter
Geschlecht
Fachrichtung
Seit wann ärztlich tätig
Wo arbeiten Sie derzeit? *Praxis / Klinik / Sonstiges*
Wo haben Sie die meiste Zeit gearbeitet? *Praxis / Klinik / Sonstiges*

2. Begriffsverständnis

Sind Ihnen folgende Begriffe bekannt?
a) Artefaktkrankheit: *Ja / Nein*
b) Münchhausen-Syndrom: *Ja / Nein*
c) Malingering: *Ja / Nein*

Falls Frage a) und/oder c) mit Nein beantwortet wurde, weiter mit 4, sonst mit 3.

3. Unterscheidung Artefaktkrankheit und Malingering

Ist Ihnen der Unterschied zwischen Artefakt – Krankheit und Malingering bekannt? *Ja / Nein*

Sind Sie während des Studiums mit diesem Begriff / diesen Begriffen bekannt gemacht worden? *Ja / Nein*

4. Patienten

Vorbemerkung: Definition eines Artefakt-Patienten: Patienten, die ohne äußere Motivation (z.B. finanzielle Entschädigung, Flucht vor Gefahr) körperliche Schäden herbeimanipulieren um den Status eines organisch Kranken zu erhalten.

Hatten Sie bereits Artefakt-Patienten in Ihrer ärztlichen Praxis?
Ja / Nein

Wenn ja, wie viele Patienten mit Artefaktkrankheit haben sie bereits gesehen? *1-3 / 4-6 / 7-9 / ≥10*

Hatten Sie bei einem oder mehreren Patienten bereits den Verdacht auf eine Störung im Sinne einer Artefaktkrankheit? *Ja / Nein*

Wenn ja, bei wie vielen Patienten hatten Sie bereits den Verdacht auf Artefaktkrankheit? *1-3 / 4-6 / 7-9 / ≥10*

5. Konfrontation

Wie sind sie mit solchen Patienten umgegangen? Haben sie die Patienten konfrontiert? *Ja / Nein*

Wenn ja, wie hat der Großteil der Patienten darauf reagiert?
Ablehnung, Verneinung / Teilgeständnis / Volles Geständnis / Keine Einschätzung möglich

Halten Sie eine Konfrontation für sinnvoll? *Ja / Nein / Keine Beurteilung möglich*

7.4 Fragebogen zur Artefakt – Krankheit für Hausärzte

Im Folgenden werden Antwortkategorien *kursiv* gedruckt.

2. Begriffsverständnis

Sind Ihnen folgende Begriffe bekannt?

a) Artefaktkrankheit: *Ja / Nein*

       Sind Sie während des Studiums mit diesem Begriff bekannt gemacht worden?
       Ja / Nein

b) Münchhausen-Syndrom: *Ja / Nein*

       Sind Sie während des Studiums mit diesem Begriff bekannt gemacht worden?
       Ja / Nein

c) Malingering: *Ja / Nein*

       Sind Sie während des Studiums mit diesem Begriff bekannt gemacht worden?
       Ja / Nein

3. Patienten

Vorbemerkung: Definition eines Artefakt-Patienten: Patienten, die ohne äußere Motivation (z.B. finanzielle Entschädigung, Flucht vor Gefahr) körperliche Schäden herbeimanipulieren um den Status eines organisch Kranken zu erhalten.

Wie viele Artefakt-Patienten hatten Sie bereits in Ihrer ärztlichen Praxis?
0 / 1 / 2 /-3-4 / 5-6 / 7-≥10

Wie viele Patienten mit Artefakt – Krankheiten haben Sie gesehen, bevor Sie sich niedergelassen haben (z.B. im Krankenhaus)?
0 / 1 / 2 /-3-4 / 5-6 / 7-≥10

Wenn ja, bei wie vielen Patienten hatten Sie bereits den Verdacht auf Artefaktkrankheit?
0 / 1 / 2 /-3-4 / 5-6 / 7-≥10

5. Konfrontation

Wie sind sie mit solchen Patienten umgegangen? Haben sie die Patienten konfrontiert? *Ja / Nein*

Wenn ja, wie hat der Großteil der Patienten darauf reagiert?
Ablehnung, Verneinung / Teilgeständnis / Volles Geständnis / Keine Einschätzung möglich

Halten Sie eine Konfrontation für sinnvoll? *Ja / Nein / Keine Beurteilung möglich*

5. Zur Vorkenntnis

Finden Sie, dass das Thema „artifizielle" Störungen im Studium ausreichend thematisiert worden ist?

Ja / Nein / Keine Beurteilung möglich

6. Demographische Fragen

Ärztlich tätig seit

In der Praxis tätig seit

Alter

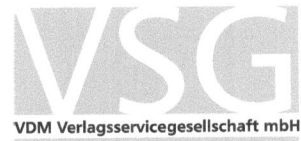

Die VDM Verlagsservicegesellschaft sucht für wissenschaftliche Verlage abgeschlossene und herausragende

Dissertationen, Habilitationen, Diplomarbeiten, Master Theses, Magisterarbeiten usw.

für die kostenlose Publikation als Fachbuch.

Sie verfügen über eine Arbeit, die hohen inhaltlichen und formalen Ansprüchen genügt, und haben Interesse an einer honorarvergüteten Publikation?

Dann senden Sie bitte erste Informationen über sich und Ihre Arbeit per Email an *info@vdm-vsg.de*.

Sie erhalten kurzfristig unser Feedback!

VDM Verlagsservicegesellschaft mbH
Dudweiler Landstr. 99
D - 66123 Saarbrücken

Telefon +49 681 3720 174
Fax +49 681 3720 1749

www.vdm-vsg.de

Die VDM Verlagsservicegesellschaft mbH vertritt

 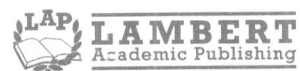 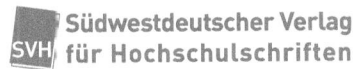

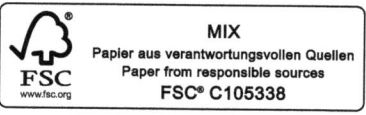

Printed by Books on Demand GmbH, Norderstedt / Germany